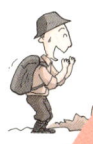

등산, 여행에 꼭 필요한

응급처치

신 웅 글/그림

 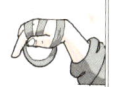 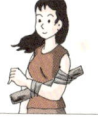 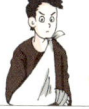 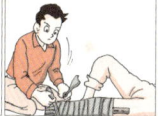 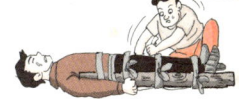

등산, 여행에 꼭 필요한
응급처치

초판 1쇄 펴낸날　2010년 8월 23일

지은이	신웅
펴낸이	임동선
펴낸곳	늘푸른소나무

등록일자	1997년 11월 3일
등록번호	제1-3112호
주소	서울시 마포구 성산동 278-41 (성신빌딩 202호)
전화	02-3143-6763~5
팩스	02-3143-3762
E-mail	esonamoo@naver.com

ISBN 978-89-88640-88-3　13300
ⓒ 늘푸른소나무 2010. Printed in Seoul, Korea
- 저자와의 협의에 따라 인지는 붙이지 않습니다.
- 잘못된 책은 꼭 바꾸어 드립니다.
- 책값은 뒤표지에 있습니다.

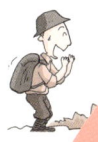

등산, 여행에 꼭 필요한

응급처치

등산, 여행에 꼭 필요한 응급처치

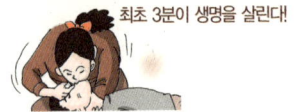

최초 3분이 생명을 살린다!

응급처치란 무엇인가?

응급처치란 응급환자에게 행하여지는 기도의 확보, 심막의 회복, 지혈, 기타 생명의 위험이나 중상의 악화를 방지하기 위하여 긴급히 필요로 하는 처리를 말한다.

응급처치는 왜 필요한가?

갑작스런 상해를 입거나 급격한 증상을 유발하는 증상에 걸렸을 때 즉각 대처하지 못하면 생명에 심각한 해를 끼칠 우려가 있는 환자를 병원이나 전문의에게 넘겨질 때까지 적절한 조치를 선행하므로써 상태의 악화를 방지하고 생명을 유지시키는 최선의 조치이다.

응급처치는 왜 중요한가?

각종 사고, 질병 등으로 인한 응급환자 발생시 병원 이송 시까지의 시간지연으로 생명을 잃게 되는 경우가 전체 사망의 2/3이상을 차지하고 있으므로 구급차나 전문의료원 도착 시까지 간단하고 상식적인 응급처리를 함으로서 생명을 유지시킬 수 있는데 그 중요성이 있다.

등산, 여행에 꼭 필요한 응급처치

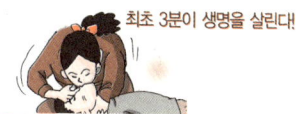
최초 3분이 생명을 살린다!

응급환자 발생시 행동 요령

신속히 119, 가까운 병원 등으로 구급차를 지원 요청한다.
현장에 의사, 응급구조사 등 전문의료인이 있을 때에는 주저 없이 응급처치를 행하고 주위 사람들은 이를 적극적으로 돕는다.
전문의료인이 현장에 없을 때에는 관계자 또는 주변에 있는 사람들이 응급처치 일반상식 10대원칙에 준하여 적절하게 조치한다.

응급처치의 일반상식

- ◆ 신속히 처리하여 신뢰감을 갖도록 한다.
- ◆ 환자에게 알맞은 자세나 체위를 취하도록 한다.
- ◆ 의사의 치료가 즉시 가능할 때 다른 장소에 옮기지 않는다.
- ◆ 환자의 보온과 충격 방지에 유의한다.
- ◆ 부상자일 경우 상처를 보이지 않도록 하고 그 가족이 건전한 정신상태를 갖도록 안심시켜야 한다.
- ◆ 위급하고 중한 부상자를 우선 처리하고 많은 사람이 손상을 당하였을 때 확인되는 대로 응급처리하고 옮길 때는 운반기구를 사용한다.
- ◆ 전문의료인이나 구급차를 지원 요청한다.
- ◆ 가장 큰 환부부터 작은 환부까지 처치한다.

등산, 여행에 꼭 필요한 응급처치

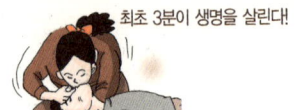

응급환자 발생시 119 신고요령

사고(환자) 발생위치(주소번지, 목표물 등)
사고자의 상태 및 인적사항
신고자의 인적사항 및 전화번호
현장 주변 상황 등을 신속하고 침착하게 설명해야 한다.

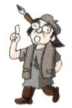

등산, 여행에 꼭 필요한 응급처치

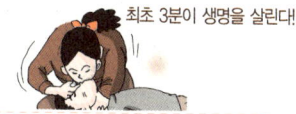
최초 3분이 생명을 살린다!

응급처치의 10대 원칙

1. 심한 쇼크 상태일 때

환자를 수평으로 눕히고 머리를 낮게 발을 높게 한다.

토했거나 입에서 토혈해서 의식이 있을 때: 피 또는 물을 토할 위험이 있을 때에는 얼굴을 옆으로 돌려 머리가 발보다 낮게 한다.

호흡장애가 있을 경우

앉아 있게 하거나 하반신을 기대게 하고 발을 뻗어 편한 자세를 취하게 한다.

2. 출혈 질식 쇼크일 경우 신속 처리(인공호흡과 지혈)
3. 부상자를 조사할 때 움직이지 않도록 한다.
4. 부상자를 안심시키고 기분좋게 해주어야 한다.
5. 부상자에게 상처를 보이지 않도록 한다.
6. 출혈을 멎게 하는 등 절대 필요한 경우를 제외하고 환부를 손가락으로 만져서는 안 된다.
7. 의식불명의 환자에게 먹을 것을 주어서는 안 된다.
 (특히 출혈이 심한 환자는 물 먹임 금지)
8. 가능한 한 환자를 움직여서는 안 된다.
9. 부상자를 움직일 때 들것은 발을 앞으로 하고 운반한다.
10. 정상적인 체온 유지를 위해 담요 등을덮어 주어야 한다.

최초 3분이 생명을 살린다
등산, 여행에 꼭 필요한 응급처치 차례

- ◆ 응급상황 시 대처요령 … 16
- ◆ 준비물과 비상 상비약 … 17
- ◆ 등산할 때 필요한 구급약통의 준비물과 사용법 … 19
- ◆ 즐거운 산행을 위한 보행법 … 20

등산, 여행에 꼭 필요한 응급처치 방법

- ◆ 부목을 대는 응급처치 방법 … 26
- ◆ 의식이 없을 때 응급처치 방법 … 28
- ◆ 인공 호흡법 … 30
- ◆ 피가 많이 나올 때 응급처치 방법 … 32
- ◆ 귀에 이물이 들어갔을 때 응급처치 방법 … 34
- ◆ 기도에 이물이 들어갔을 때 응급처치 방법 … 36
- ◆ 눈에 이물이 들어갔을 때 응급처치 방법 … 38
- ◆ 피부에 이물이 박혔을 때 응급처치 방법 … 40
- ◆ 목에 이물이 걸렸을 때 응급처치 방법 … 42
- ◆ 기침할 때에 피가 섞여 나올 때 응급처치 방법 … 44

등산에 꼭 필요한 상식

- ◆ 기초 산행과 등산 지식 … 46

- ◆ 다치고 난 뒤에 피가 나올 때 응급처치 방법 … 56
- ◆ 머리를 다치고 난 뒤에 토할 때 응급처치 방법 … 58
- ◆ 의식이 없는 상태에서 토할 때 응급처치 방법 … 60
- ◆ 소변에서 피가 나올 때 응급처치 방법 … 62
- ◆ 코피가 날 때 응급처치 방법 … 64
- ◆ 피를 토할 때 응급처치 방법 … 66
- ◆ 피부가 몹시 가려울 때 응급처치 방법 … 68
- ◆ 화상으로 뜨거운 연기를 들이마셨을 때 응급처치 방법 … 70
- ◆ 화상으로 물이나 불에 데었을 때 응급처치 방법 … 72
- ◆ 갑자기 흥분하며 미쳐 날뛰었을 때 응급처치 방법 … 74

등산에 꼭 필요한 상식

최초 3분이 생명을 살린다
등산, 여행에 꼭 필요한 응급처치 차례

- ◆ 보행속도와 휴식 … 76
- ◆ 하산요령 … 78
- ◆ 산에서 걷는 방법 … 79
- ◆ 산행 중 음식물 섭취방법 … 86
- ◆ 등산할 때, 먹고 마시는 방법 … 87

- ◆ 열이 없는데도 경련할 때 응급처치 방법 … 88
- ◆ 가슴을 다쳤을 때 응급처치 방법 … 90
- ◆ 높은 데서 떨어졌을 때(추락사고) 응급처치 방법 … 92
- ◆ 눈을 다쳤을 때 응급처치 방법 … 94
- ◆ 머리를 다쳤을 때 응급처치 방법 … 96
- ◆ 목을 다쳤을 때 응급처치 방법 … 98
- ◆ 배를 다쳤을 때 응급처치 방법 … 100
- ◆ 손가락, 발가락이 잘라졌을 때 응급처치 방법 … 102
- ◆ 얼굴을 다쳤을 때 응급처치 방법 … 104
- ◆ 요로 생식기를 다쳤을 때 응급처치 방법 … 106

등산에 꼭 필요한 상식
- ◆ 꼭 알고 있어야 하는 등산기술 노하우 12가지 … 108

- ◆ 팔 또는 다리를 다쳤을 때 응급처치 방법 … 116
- ◆ 허리 또는 옆구리를 다쳤을 때 응급처치 방법 … 118
- ◆ 팔 또는 다리가 갑자기 마비되었을 때 응급처치 방법 … 120
- ◆ 개나 짐승에 물렸을 때 응급처치 방법 … 122
- ◆ 뱀에 물렸을 때 응급처치 방법 … 124
- ◆ 벌이나 작은 곤충에 쏘였을 때 응급처치 방법 … 126
- ◆ 갑자기 심하게 숨이 찰 때 응급처치 방법 … 128
- ◆ 가슴이 아프다면서 쓰러졌을 때 응급처치 방법 … 130
- ◆ 간질환이 있던 사람이 쓰러졌을 때 응급처치 방법 … 132
- ◆ 갑자기 쓰러졌을 때 응급처치 방법 … 134

등산에 꼭 필요한 상식

최초 3분이 생명을 살린다
등산, 여행에 꼭 필요한 응급처치 차례

- ◆ 등산의 5가지 요령 … 136
- ◆ 계절별 산행 시 주의 사항 … 139

- ◆ 당뇨병이 있는 사람이 쓰러졌을 때 응급처치 방법 … 142
- ◆ 피를 많이 흘리고 쓰러졌을 때 응급처치 방법 … 144
- ◆ 햇볕에 오래 있은 후 쓰러졌을 때 응급처치 방법 … 146
- ◆ 가슴이 심하게 아플 때 응급처치 방법 … 148
- ◆ 귀가 심하게 아플 때 응급처치 방법 … 150
- ◆ 눈이 심하게 아플 때 응급처치 방법 … 152
- ◆ 머리가 심하게 아플 때 응급처치 방법 … 154
- ◆ 머리를 다치고 난 뒤에 아플 때 응급처치 방법 … 156
- ◆ 배가 딴딴하게 불러지면서 아플 때 응급처치 방법 … 158
- ◆ 아랫배가 전체적으로 심하게 아플 때 응급처치 방법 … 160

등산에 꼭 필요한 상식
- ◆ 등산 전 알아두면 좋은 것들 … 162
- ◆ 등산을 위한 기본 장비 … 165

- ◆ 오른쪽 아랫배가 심하게 아플 때 응급처치 방법 … 170
- ◆ 오른쪽 윗배가 심하게 아플 때 응급처치 방법 … 172
- ◆ 피부 발진이 생기며 그 부위가 아플 때 응급처치 방법 … 174
- ◆ 토할 때의 응급처치 방법 … 176
- ◆ 허리나 옆구리가 심하게 아플 때 응급처치 방법 … 178

등산에 꼭 필요한 상식
- ◆ 하산 길 부상 막는 8가지 방법 … 180
- ◆ 안전한 등산을 위한 준수 사항 … 183

전국주요병원 응급실 … 184

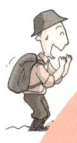

등산, 여행에 꼭 필요한
응급처치

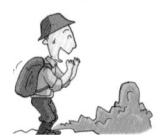# 등산에 꼭 필요한 응급처치 상식

응급상황 시 대처요령

사고현장을 목격한 사람은 119와 환자를 신속히 연결해주는데 아주 중요한 역할을 한다.

왜냐하면 응급상황을 인식하고 환자를 도와주는 사람은 바로 주위 사람들이기 때문이다. 그러므로 다음에 열거하는 사항에 따라 현장 사람들은 신속, 정확하게 행동하여야 한다. 또한 무조건적인 피해자의 병원 이송이 아니라 위험지역의 환자를 접근가능하고 안전한 지역으로 옮기고 현장에서의 피해자를 돌보는 것이 중요하다.

1. 응급상황인지 아닌지를 확인해야 한다.

2. 무엇을 할 것인가를 알아보아야 한다.

누군가를 도와주기 위해서는 사람을 생각하는 자세, 응급상황에 대한 대처능력, 응급상황이 무엇인지를 아는 것 등이 필요하며 이러한 태도는 여러 가지 요소에 의해 형성되고 많은 시간과 노력이 필요하다.

▲먼저 환자의 상태를 판단해야 한다.
▲환자의 상태를 판단하기 어려울 때는 119번으로 전화를 걸어 응급의료정보센터와 상담해야 한다.

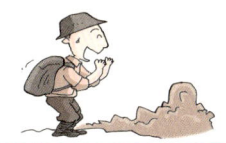

등산에 꼭 필요한 응급처치상식

▲환자의 상태가 위급하다고 생각되면 119번으로 전화를 걸어 구급차를 요청해야 한다.

3. 구급차를 부른다.

응급상황 시 사람들은 당황한 나머지 구급차를 불러야 할 적절한 시점을 놓치는 경우가 있다.

구조요청을 하지 않은 채 일반차량으로 환자를 병원으로 이송하는 경우 환자에게 심각한 위험을 초래할 수 있음을 알아야 한다.

4. 안전한 장소로 옮긴다.

5. 환자가 어떤 상태인지를 파악, 판단해야 한다.

환자에 대한 판단은 먼저 생명이 위급한 상황인지를 파악하고 어떤 조치가 필요한지를 즉시 결정하여야 한다.

6. 응급처치를 실시한다.

대부분의 생명구조 활동은 가장 가까이에 있던 사람이 응급조치를 취했을 경우에 효과가 크다. 즉 주위에 있는 사람의 즉각적인 응급조치가 가장 바람직하다.

등산, 여행에 꼭 필요한 응급처치: 준비물과 비상 상비약

응급한 상황이 발생될 때를 대비한 등산이나 여행에서의 준비물과 비상 상비약

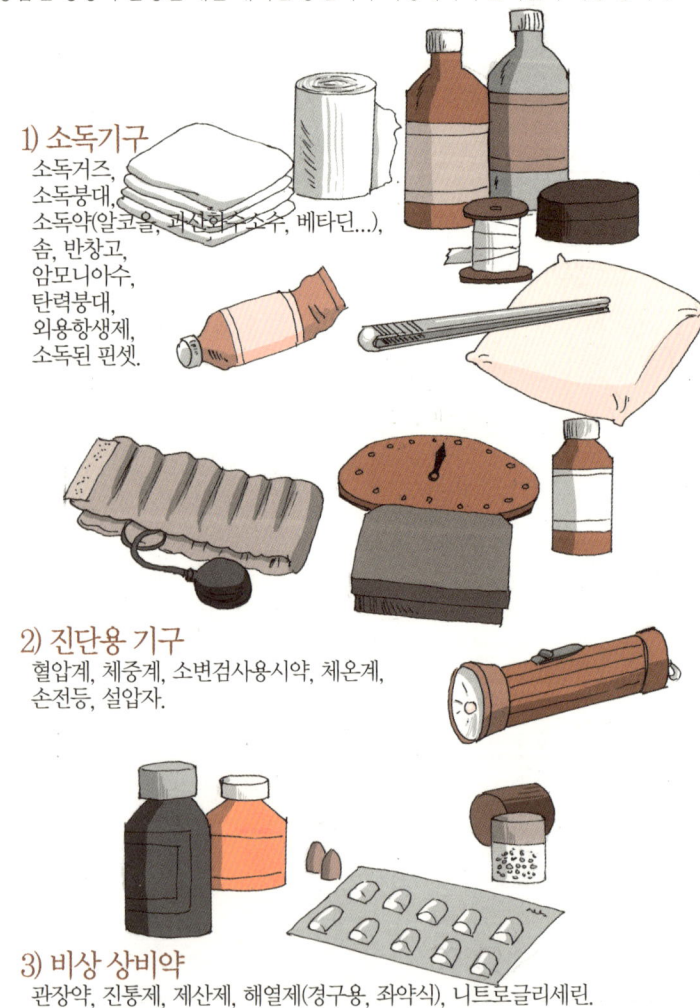

1) 소독기구
소독거즈, 소독붕대, 소독약(알코올, 과산화수소수, 베타딘...), 솜, 반창고, 암모니아수, 탄력붕대, 외용항생제, 소독된 핀셋.

2) 진단용 기구
혈압계, 체중계, 소변검사용시약, 체온계, 손전등, 설압자.

3) 비상 상비약
관장약, 진통제, 제산제, 해열제(경구용, 좌약식), 니트로글리세린.

등산, 여행에 꼭 필요한 응급처치

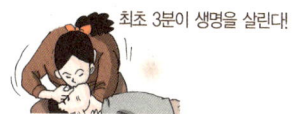

등산할 때 필요한 구급약통의 준비물과 사용법

구급약통 1개,

항생제 연고 : 테라마이신 연고 또는 바시트라신 연고

스테로이드 연고 : 캄비손 연고

거어즈 : 4*4 10 장

반창고 : 종이 반창고 1개 (공간 여유있으면 일회용반창고 10매 추가)

가위 : 수술가위 (흔히 보는 가위가 아닌 이름이 수술가위)

집게 : 작고 굽은 지혈겸자 1개(일명 모스키토)

탄력붕대 : 3 in 2개, 4 in 2개

삼각건 : 4개 (공간 여유있으면 6개)

먹는약 (내복약)

항생제 : 앰피실린 500 mg 50 cap

소염진통제 : 폰탈 50 tab (또는 이브푸로펜) : 해열작용도 있음

항히스타민제 : 아빌 30 tab

스테로이드제 : 프레드니솔론 60 tab

진경제 : 부스코판 또는 티로파 30 tab

소화제 : 폴리부틴 60 tab (또는 트리메부틴)

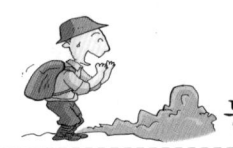
등산에 꼭 필요한 상식

즐거운 산행을 위한 보행법

 걷고 또 걷고, 산행은 걷는 일의 연속이다. 안전하고 즐거운 산행을 위해서는 제대로 걷는 방법을 알아두는 것이 좋다. 걷는데 무슨 방법이 필요하느냐고 생각하는 사람들이 있을 수도 있으나 산에서 걷는 것은 평지에서 걷는 것과는 차이가 있다. 보다 과학적이고 효율적으로 걸을 수 있다면 산행에 도움이 될 것이다.

 산에서의 걷기는 평지에서 시작하여 점차 표고를 높여가고, 또 다시 내려와야 하는 반복운동이다. 일상생활에서는 보통 평지를 걷는 일(수평이동)만을 하지만 적어도 등산에서는 좀 더 경사지고 험난한 곳을 수직 이동하게 되는 것이므로 기초요령과 적절한 훈련 등이 필요하다.

●산과 평지에서 걷기의 차이
 산에서 걷는 것은 평지에서와는 달리 운동량에서 큰 차이가 있다. 보통 산길에서 짐이 조금 든 배낭(10kg정도)을 메고 오를 경우에도 힘이 훨씬 더 든다. 이것은 산소 소모량이 늘기 때문인데 보통 휴식을 취하고 있을 때보다 9배 이상 늘어난다고 한다. 또 내리막길을

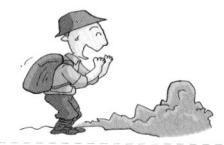
등산에 꼭 필요한 상식

걸을 때는 별 힘이 들지 않은 것처럼 느껴지지만 이때도 6배 정도가 늘어난다고 한다.

 등산을 하면서 가장 힘든 것은 오래 걸어 다리가 아파오는 것보다도 숨이 차오르는 것이다. 급경사에서는 숨쉬기도 곤란해질 정도로 숨이 찰 때가 있다. 이는 운동량에 비해 산소와 혈액의 공급량이 부족해서 오는 현상이다.

 산길을 걷기 시작하면 서서히 심장박동과 호흡이 빨라지는데 운동량이 자신의 심폐능력 이상으로 커지면 더 이상 호흡이 곤란할 정도로 가빠지고 심장이 터질 것 같은 증상이 오는 것이다. 이 같은 증상은 신체에서 요구하는 산소량을 충분히 공급하지 못할 때 일어나는 산소 부족 상태다. 이때는 가능하면 휴식을 취하거나 속도를 늦추고 심호흡을 한다. 이때 주의할 것은 오랫동안 휴식을 취하면 다시 숨이 차오르는 증상이 나타날 수 있으므로 적당한 휴식을 취하고 걷는 속도를 조절해 주어야 한다.

 휴식은 시간을 정해놓고 하기보다는 개인의 특성과 산길의 상태에 따라 그때그때 융통성 있게 휴식시간을 가져야 한다. 짐이 무거울 경우에는 조금 빨리 걸어 속도를 높이는 게 효율적이며 빨리 걷고 자주 휴식을 취하는 것이 전체적으로 체력소모를 줄이는 방법이다.

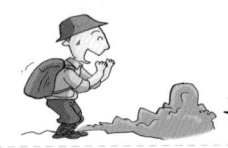
등산에 꼭 필요한 상식

●걷기의 바른 습관

평소에 등산을 자주하지 않던 사람이 산에 갔을 때 다리가 후들거리고 숨이 차오는 것을 경험하게 된다. 이는 초보자라서가 아니라 누구나 느끼는 증상이지만 처음에는 좀 더 힘들뿐이다. 이를 극복하기 위해서는 가까운 거리부터 시작하여 긴 거리로 차차 늘려간다. 등산은 단순히 걷기만 하는 것이 아니므로 스스로 노력하여 자신에게 맞는 보행법을 개발해 나가는 것이 중요하다.

▶오르막길 걷는 요령

빨리 정상에 오를 생각으로 오르막길이나 경사진 곳에서 걸음을 크게 내디디면 몸의 중심이 흔들려 걷기가 힘들어지고 빨리 지친다. 오르막길에서는 평지보다 보폭을 좁혀 확실하게 내딛는다. 팔은 크게 내젓지 말고 양 어깨는 보폭에 맞추어 리듬 있게 좌우로 움직인다. 양손에는 아무것도 들지 말고 들것이 있다면 반드시 배낭에 넣고 가야 한다.

몸을 불필요하게 많이 움직여서 힘을 빼면 더욱 힘들어 진다. 등산을 할 때 입을 다물어야 한다는 지침들이 많지만 호흡은 자연스럽게 하는 것이 좋다. 호흡이 가쁜 상태에서 입을 다물고 산행을 계속

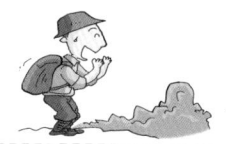
등산에 꼭 필요한 상식

하는 것은 무리기 때문이다. 가능하면 들이 쉬고 내쉬는 것을 같은 간격에 하는 것이 좋지만 이것도 너무 의식하지 않는 것이 좋다. 숨쉬기를 너무 의식하여 호흡템포를 놓치면 더 숨찰 수도 있다는 점을 주의해야 한다.

▶리듬감을 걸음에 심어줘라
 오랫동안 산행을 해온 사람들의 걸음을 보면 몸을 가볍게 흔들며 가는 것을 볼 수가 있다. 이는 자신의 걸음에 리듬을 심어줘야 덜 지치고 산행의 즐거움을 느낄 수 있기 때문이다. 걸음은 각자에게 알맞은 보폭으로 리듬 있게 걸어야 오래 걸어도 지치지 않는다.

▶체중이동을 확실히 한다
 걸음을 걸을 때 보폭에 리듬을 주는 것 못지않게 중요한 것이 체중이동이다. 한발 한발 움직일 때마다 체중을 발쪽으로 확실하게 옮겨주어야 다릿심이 적게 들어 오래 걸을 수 있고 몸에 무리가 덜 간다. 체중을 중립에 두고 움직일 경우 다리에 힘이 들어가게 된다. 양 어깨와 힘을 빼고 편한 자세로 상체를 앞으로 조금 구부리고 무릎은 약간 올리면서 한발자국씩 내딛어 보행에서 오는 피로를 최대한 줄인다. 땅을 밟을 때는 발끝이나 발뒤꿈치를 사용하지 말고 발바닥

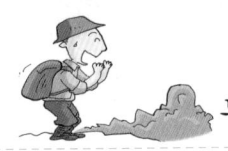

등산에 꼭 필요한 상식

전체로 안정감 있게 디뎌야 한다.

▶계단을 오르내릴 때

 산에서 계단을 이용해야 하는 일이 의외로 많다. 국립공원 같은 경우 산의 훼손을 막기 위해 또는 토사유실을 방지하기 위해 계단을 설치해 놓은 곳이 종종 있다. 계단을 오를 때는 무게중심을 약간 앞에 두어 균형을 잡아주면 피로를 줄일 수 있다. 내리막의 경우는 무게 중심을 낮추고 두서너 발 앞을 내다본다. 계단을 오르내릴 때 발 앞꿈치만 디디거나 뒤꿈치만 디디면 발이 쉽게 피로해지고 몸의 중심이 쏠려 넘어질 수도 있다.

▶쇠줄이 설치된 바윗길

 암릉이나 암벽을 통과해야 하는 부분에 안전을 위하여 쇠줄이 설치된 구간이 많다. 산행 경험이 많지 않은 사람은 지레 겁을 먹고 꼼짝 못할 수 있다. 그러나 침착하게 마음을 가다듬고 줄을 이용하면 안전하게 산행을 계속할 수 있다. 먼저 바윗길을 올라야 할 때는 줄을 두 손으로 모아잡거나 팔을 벌려 두 손으로 잡고 오른다. 이때 줄을 잡은 손이 항상 위쪽에 있어야 중심잡기에 좋다. 난간이 설치된 바윗길을 내려갈 때는 쇠기둥 밑부분에 발을 걸치고 줄을 가볍게 잡고 내려간다. 가급적이면 팔 힘을 아끼는 것이 좋다.

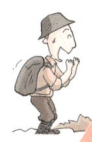

등산, 여행에 꼭 필요한

응급처치

등산, 여행에 꼭 필요한 응급처치 **부목을 대는법**

팔, 다리 등이 부러졌다고 의심될 때는(심하게 부어오름) 다음과 같은 방법으로 부목을 댄 뒤 병원으로 옮기세요.

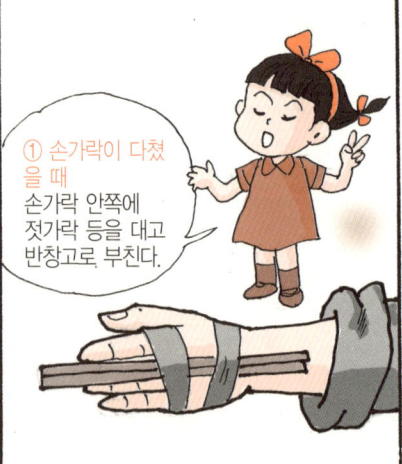

① 손가락이 다쳤을 때
손가락 안쪽에 젓가락 등을 대고 반창고로 부친다.

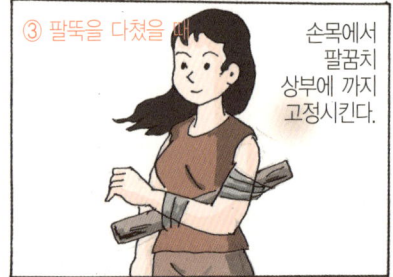

② 손을 다쳤을 때
야구공을 쥐었을 때의 모양으로 고정시켜 준다.

③ 팔뚝을 다쳤을 때
손목에서 팔꿈치 상부에 까지 고정시킨다.

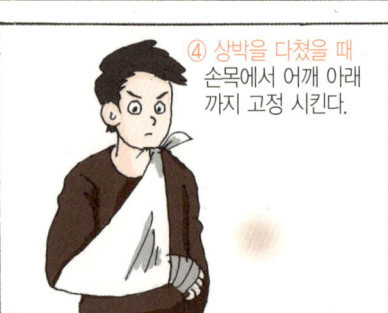

④ 상박을 다쳤을 때
손목에서 어깨 아래까지 고정 시킨다.

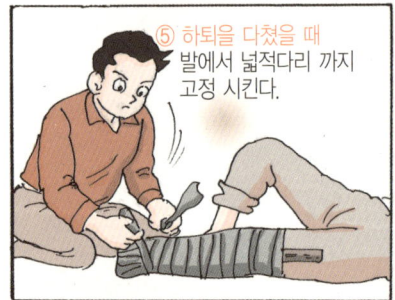

⑤ 하퇴을 다쳤을 때
발에서 넓적다리 까지 고정 시킨다.

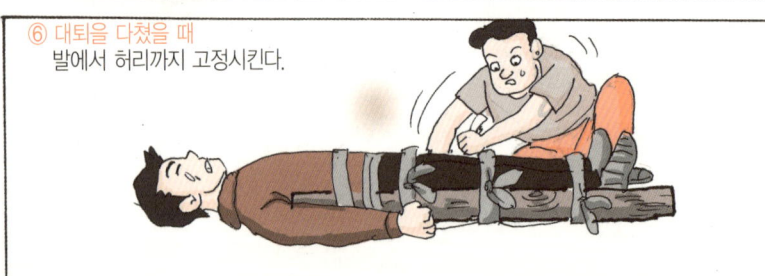

⑥ 대퇴을 다쳤을 때
발에서 허리까지 고정시킨다.

등산, 여행에 꼭 필요한 응급처치

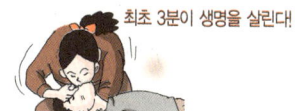

부목을 대는 응급처치 방법

팔 또는 다리 등이 부러졌다고 의심이 될 때에는 (심하게 부어오르고 움직일 수가 없이 아프다) 가정에서 부목 등으로 고정을 한 다음에 병원에 가는 것이 좋다. 이와 같은 부목은 주로 나무판자 등으로 하며 각 부위별로 부목을 대는 방법은 다음과 같다.

각 부위별로 부목을 대는 방법

1. 손가락 : 손가락 안쪽에 젓가락 등을 대고 반창고로 붙인다.
2. 손 : 야구공을 쥐었을 때의 모양으로 고정시킨다.
3. 팔뚝 : 손목에서 팔꿈치 상부에까지 고정시킨다.
4. 상박 : 손목에서 어깨 아래까지 고정시킨다.
5. 쇄골 : T자형 나무를 짊어진 모양으로 고정시킨다.
6. 하퇴 : 발에서 넓적다리까지 고정시킨다.
7. 대퇴 : 발에서 허리까지 고정시킨다.

등산, 여행에 꼭 필요한 응급처치 — 의식이 없을 때

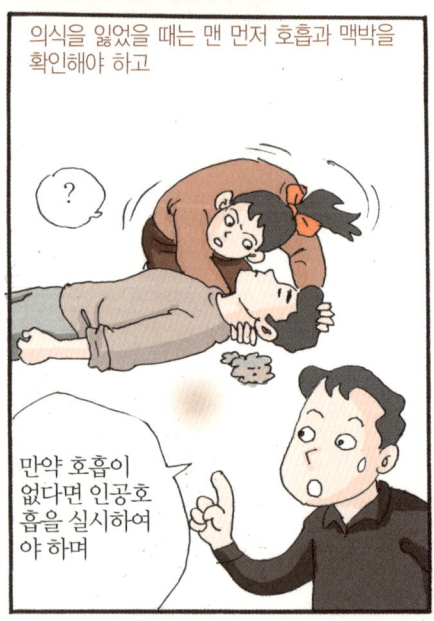
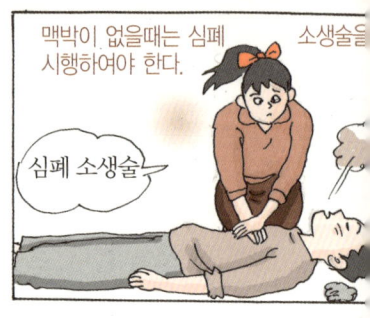
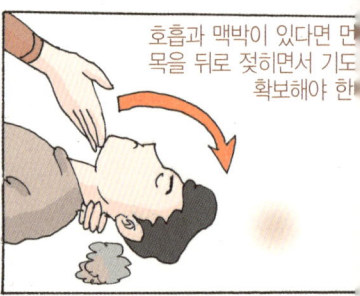
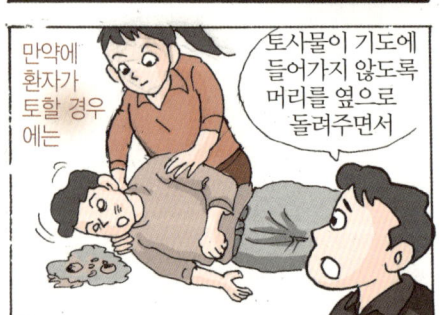
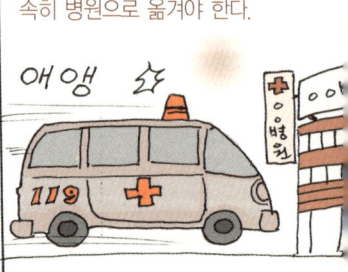
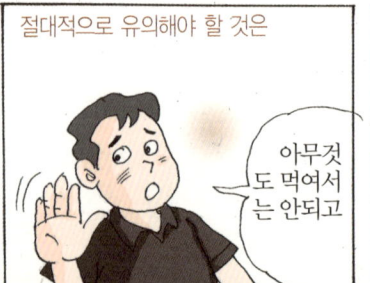
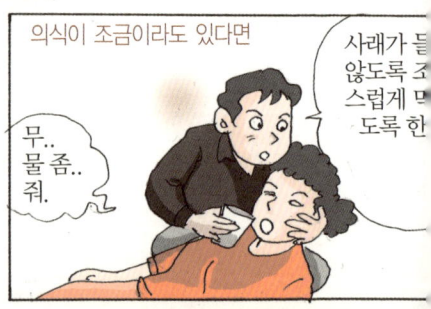

등산, 여행에 꼭 필요한
응급처치

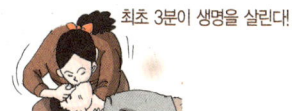
최초 3분이 생명을 살린다!

의식이 없을 때 응급처치 방법

의식이 없을 때는 맨 먼저 호흡과 맥박을 확인하여야 한다. 만약 호흡이 없다면 인공호흡을 하여야 하며 맥박이 없을 때에는 심폐소생술을 시행하여야 한다.

호흡과 맥박이 있다면 목을 뒤로 젖히면서 기도를 확보하여야 한다. 그리고 토할 경우에는 토사물이 기도에 들어가지 않도록 머리를 옆으로 돌려주면서 빨리 병원으로 가야 한다.

또한 절대적으로 유의하여야 될 것은 아무것도 먹여서는 안 된다는 것이다.

그러나 의식이 있다면 사래가 들지 않도록 조심스럽게 주어도 괜찮다.

등산, 여행에 꼭 필요한 응급처치 : 인공 호흡법

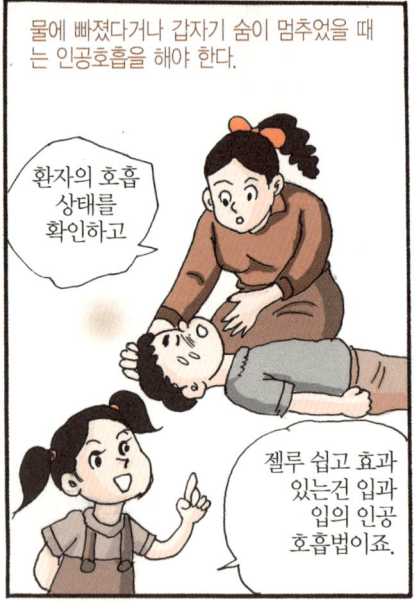

물에 빠졌다거나 갑자기 숨이 멈추었을 때는 인공호흡을 해야 한다.

환자의 호흡 상태를 확인하고

젤루 쉽고 효과 있는건 입과 입의 인공호흡법이죠.

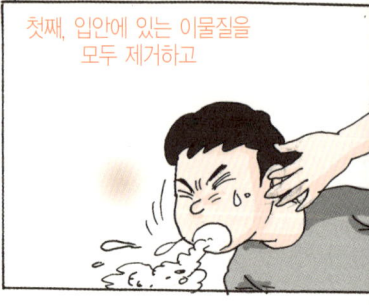

첫째, 입안에 있는 이물질을 모두 제거하고

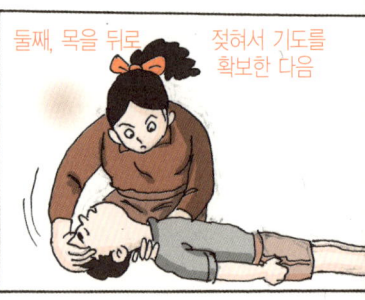

둘째, 목을 뒤로 젖혀서 기도를 확보한 다음

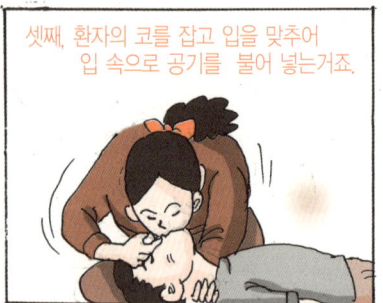

셋째, 환자의 코를 잡고 입을 맞추어 입 속으로 공기를 불어 넣는거죠.

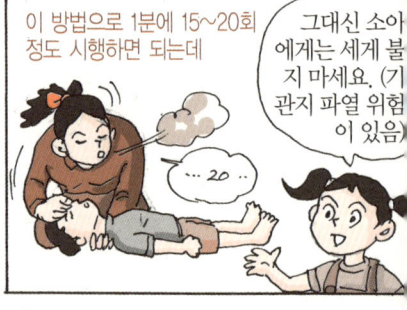

이 방법으로 1분에 15~20회 정도 시행하면 되는데

그대신 소아에게는 세게 불지 마세요. (기관지 파열 위험이 있음)

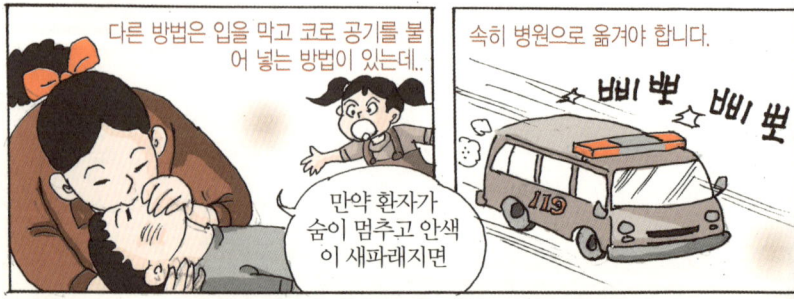

다른 방법은 입을 막고 코로 공기를 불어 넣는 방법이 있는데..

만약 환자가 숨이 멈추고 안색이 새파래지면

속히 병원으로 옮겨야 합니다.

삐뽀 삐뽀

등산, 여행에 꼭 필요한 응급처치

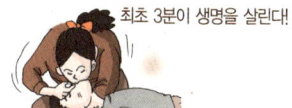
최초 3분이 생명을 살린다!

인공 호흡법

물에 빠졌거나 갑자기 숨이 멈추었을 때에는 인공호흡을 하여야 한다.
제일 쉽고 많이 하는 방법은 입과 입의 인공 호흡법이다.

인공 호흡법

1. 입안에 있는 이물을 모두 제거하고 목을 뒤로 젖혀서 기도를 확보한 다음
2. 환자의 코를 잡고 입을 맞추어 입 속으로 공기를 불어넣는 방법이다.
3. 대개 1분에 15-20회 정도 시행하며, 소아에게는 세게 불지 않는다. (기관지가 파열될 수 있다)

경우에 따라서는 입을 막고 코로 공기를 불어넣을 수 있다. 숨이 갑자기 멈추면 안색이 새파래지는데 이때는 빨리 맥박을 확인한 다음 인공호흡을 하여야 하며 빨리 병원에 가야 한다.

등산, 여행에 꼭 필요한 응급처치 : 피가 많이 나올 때

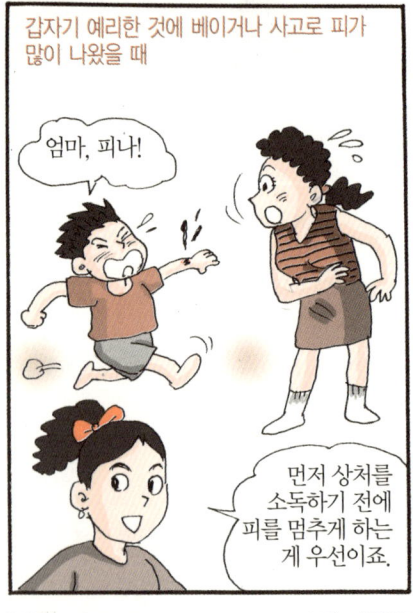

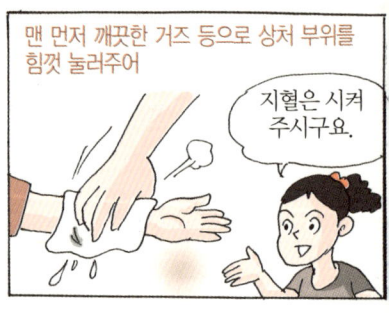

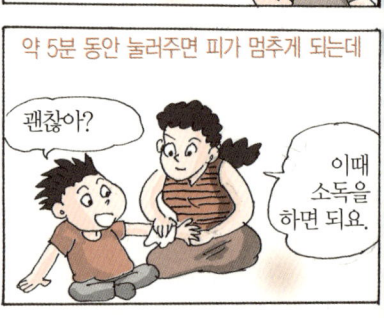

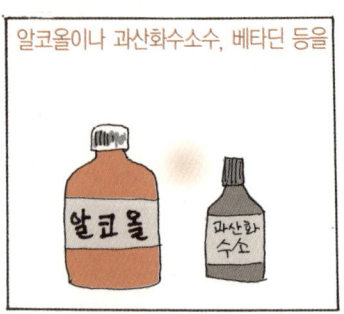

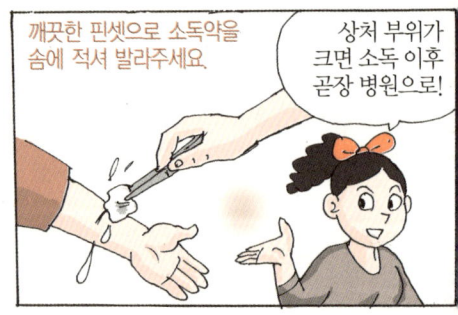

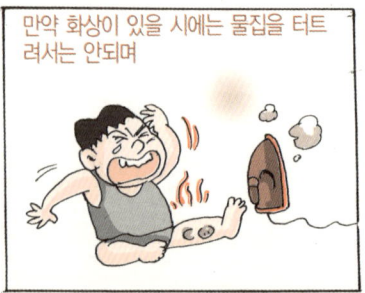

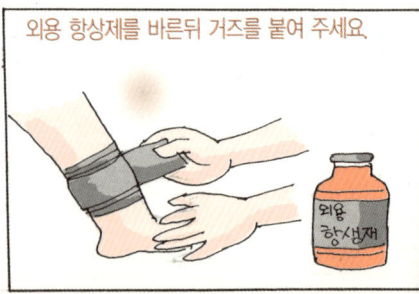

등산, 여행에 꼭 필요한 응급처치

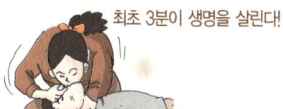
최초 3분이 생명을 살린다!

피가 많이 나올 때 응급처치 방법

 상처를 소독하기 전에 중요한 것은 피를 멈추게 하는 것이다. 피를 멈추게 하는 제일 간단하고 좋은 방법은 피가 나는 곳을 깨끗한 가재 등으로 힘껏 눌러주는 것이다. 피가 많이 날 때는 당황하여 아무 것도 못하는 경우가 많은데 일단 힘껏 눌러주어야만 지혈을 시킬 수 있다.

 약 5분 이상 눌러주면 피는 멈추게 되며 그 이후 상처를 간단하게 소독한다. 즉 알코올이나 과산화수소수, 베타딘 등을 솜에 적셔서 깨끗한 핀셋으로 잡아 발라주며 깨끗한 거즈를 놓아서 반창고로 붙인다.

 이때 피가 많이 나올 것 같은 경우에는 반창고를 힘껏 붙여서 압박한다. 화상이 있을 때에는 물집은 터트려서는 안되며 외용항생제를 바르고 거즈를 붙인다.

등산, 여행에 꼭 필요한 응급처치 - 귓 속에 이물이 들어갔을 때

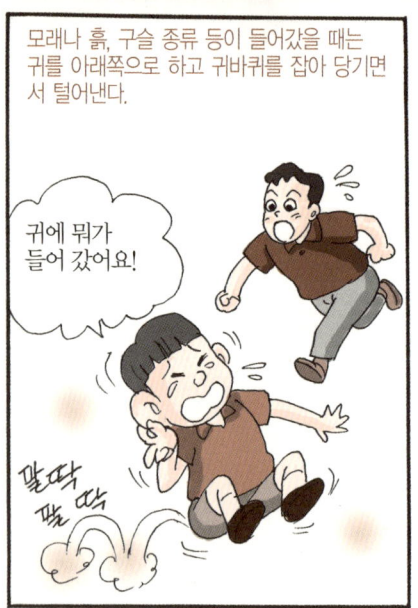

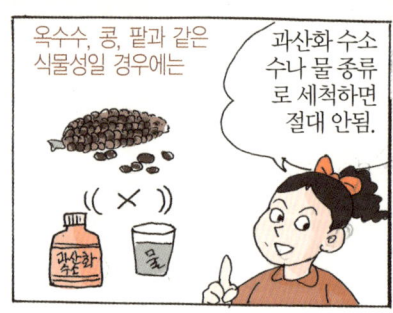

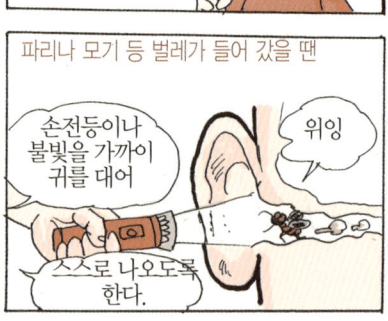

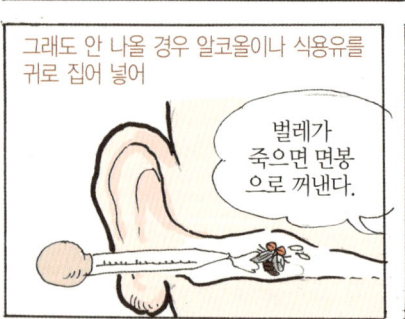

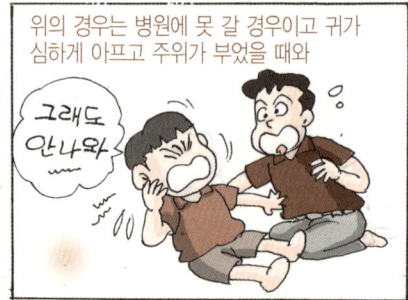

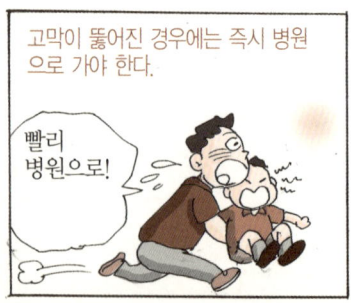

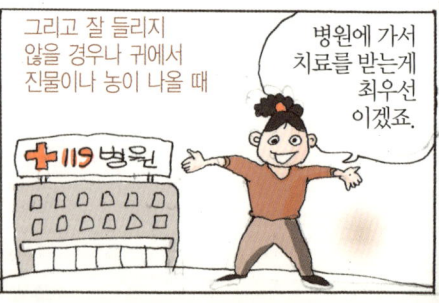

등산, 여행에 꼭 필요한
응급처치

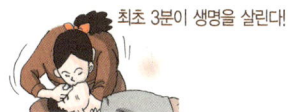

최초 3분이 생명을 살린다!

귀에 이물이 들어갔을 때 응급처치 방법

 모래, 흙, 구슬, 성냥 등인 경우에는 우선 귀를 아래쪽으로 하고 귓바퀴를 잡아당기거나 털어 본다.
 옥수수, 콩, 팥과 같은 식물성 이물일 경우에는 과산화수소수나 물로 세척하여서는 절대 안 된다.
 파리나 하루살이 등 벌레가 귀에 들어갔을 경우에는 귀에 손전등을 비추거나 불빛을 가까이 하여 스스로 나오도록 하여 본다.
 스스로 나오지 않는 경우에는 알코올이나 식용유를 귀로 집어 넣어 죽인 뒤 제거한다. (단, 고막이 뚫어진 경우는 예외)
 대개 외이도 등 귀에 손상이 생겨 염증이 생길 가능성이 많으므로 병원으로 가야 한다. 또한 증상이 없는 경우에도 외이도나 고막에 손상을 줄 수 있으므로 가능한 한 자극을 피해야 한다.
 그리고 심하게 아프고 주위가 부었을 경우, 잘 들리지 않을 경우, 귀에서 진물이나 농이 나올 경우에는 병원에 가야 한다.

등산, 여행에 꼭 필요한 응급처치 — 기도에 이물이 들어갔을 때

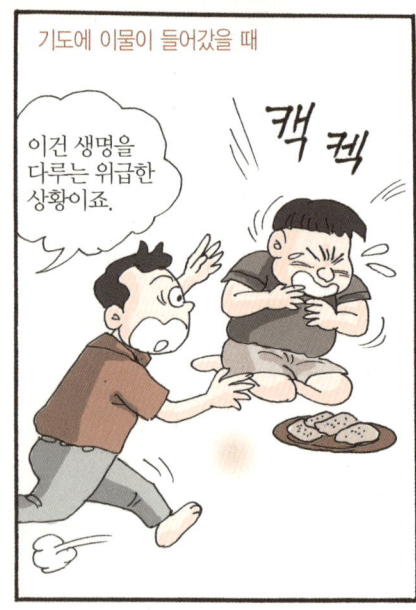

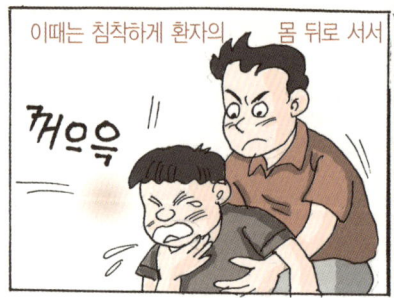

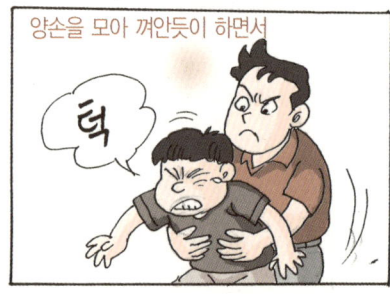

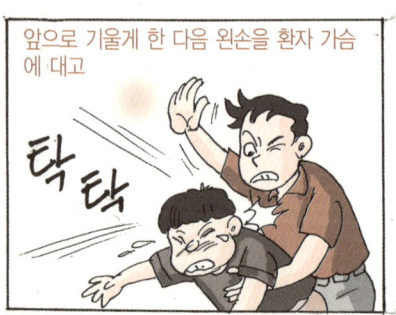

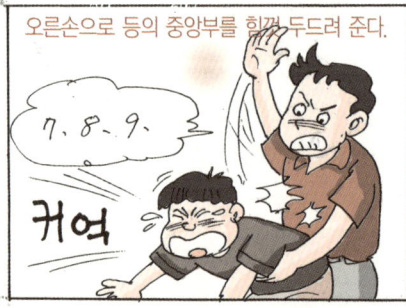

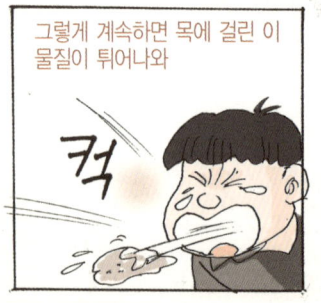

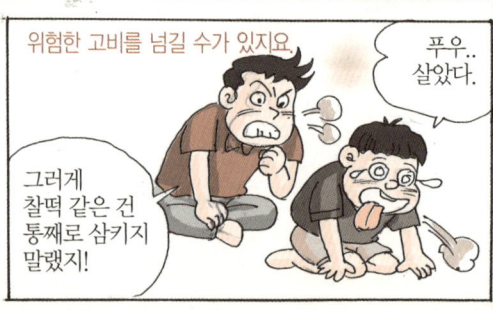

등산, 여행에 꼭 필요한 응급처치

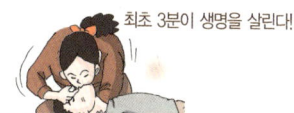
최초 3분이 생명을 살린다!

기도에 이물이 들어갔을 때 응급처치 방법

 이때는 생명을 다투는 위급한 상황으로써
 환자의 몸 뒤에 서서 양손을 모아 껴안듯이 하면서 명치 위 가슴에 대고 세게, 그리고 빨리 누른다. 보통 숨이 막혀서 죽지만 위의 처치를 하여서 이물이 튀어 나와서 살아날 수가 있다.

귀에서 이물이 나온 때 응급처치 방법

 귀에서 뭐가 흘러나올 때는 절대로 솜 등으로 귀를 막아서는 안되고 면봉 등으로 닦아내려고 하여서도 안 된다.
 또한 머리 등을 다치고 난 이후에 피나 맑은 물이 나올 경우, 귀가 잘 들리지 않을 경우에는 즉시 병원에 가야 한다. (왜냐하면 머리가 심하게 다쳤을 가능성이 크다)
 그 외 통증이 심하거나 계속 뭐가 나오고 잘 들리지 않을 때는 빨리 병원에 가야 한다.

등산, 여행에 꼭 필요한 응급처치: 눈에 이물이 들어갔을 때

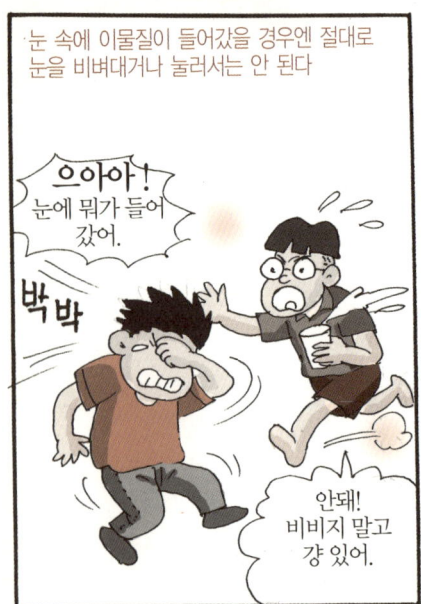
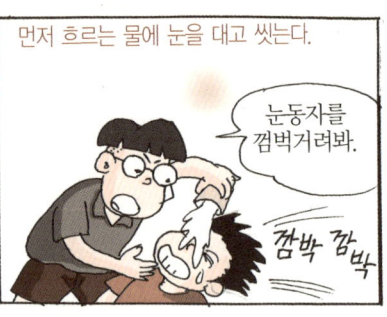
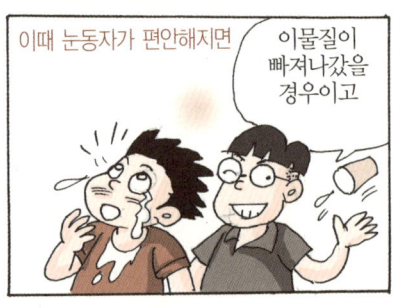
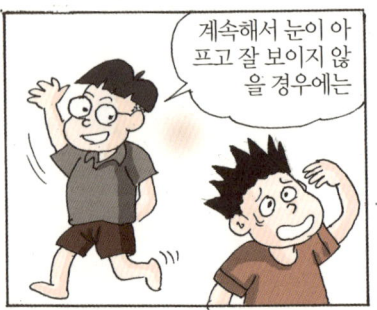
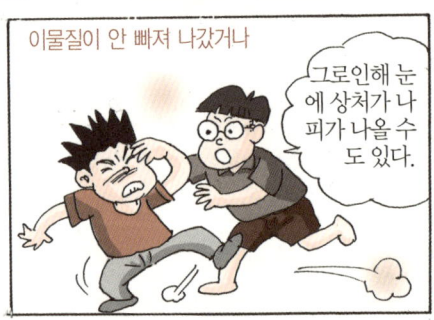
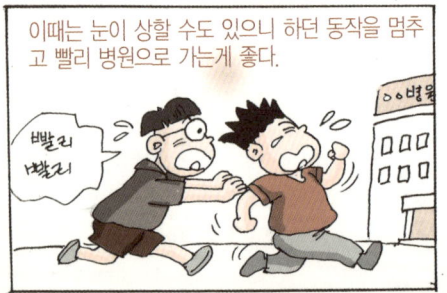
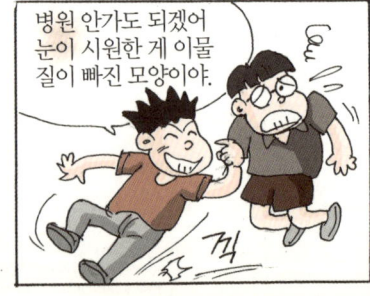

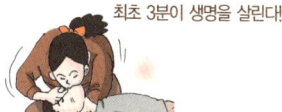

눈에 이물이 들어갔을 때 응급처치 방법

눈에 이물이 들어갔을 때에는 절대로 눈을 비비거나 눌러서는 안 되며 흐르는 물에 눈을 대고 씻는다. 눈이 편안해지면 눈동자에 이상이 있는지 확인하고 안약 등은 함부로 넣지 않는다.

그러나 계속 이물감이 있으면서 아프고, 눈이 잘 보이지 않으며, 상처가 있거나 피가 나올 때, 눈동자에 이상이 있을 때에는 빨리 병원에 가야 한다.

등산, 여행에 꼭 필요한 응급처치 — 피부에 이물질이 박혔을 때

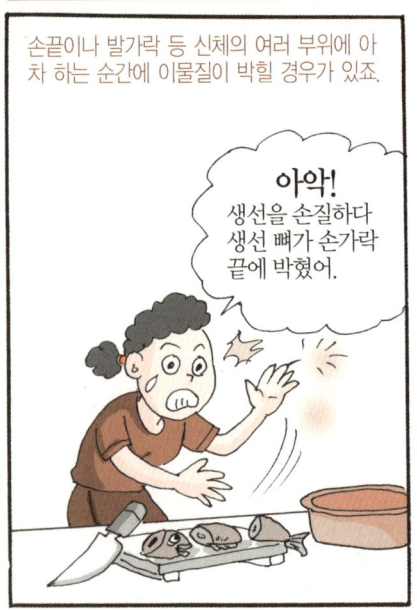

손끝이나 발가락 등 신체의 여러 부위에 아차 하는 순간에 이물질이 박힐 경우가 있죠.

아악! 생선을 손질하다 생선 뼈가 손가락 끝에 박혔어.

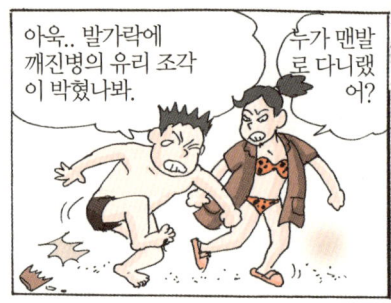

아욱.. 발가락에 깨진병의 유리 조각이 박혔나봐.
누가 맨발로 다니랬어?

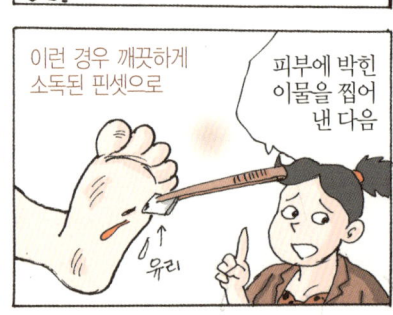

이런 경우 깨끗하게 소독된 핀셋으로
피부에 박힌 이물을 찝어 낸 다음

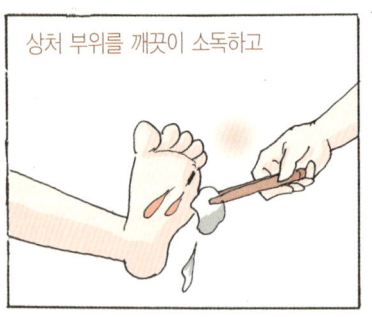

상처 부위를 깨끗이 소독하고

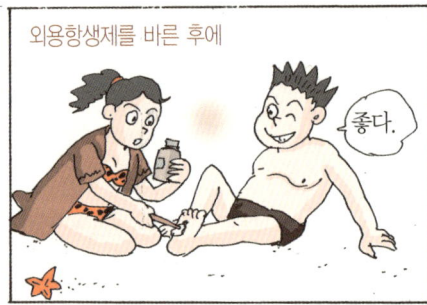

외용항생제를 바른 후에

좋다.

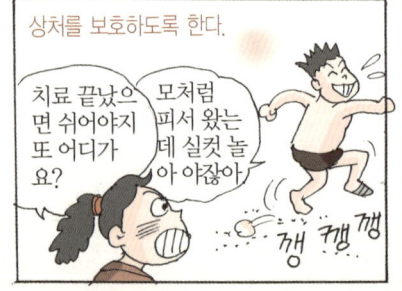

상처를 보호하도록 한다.

치료 끝났으면 쉬어야지 또 어디가요?
모처럼 피서 왔는데 실컷 놀아야잖아

깽 깽 깽

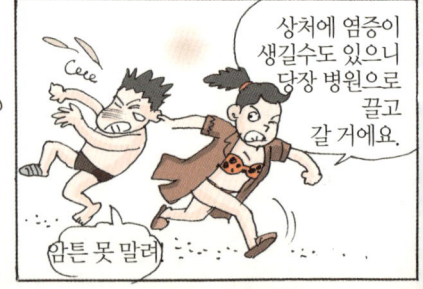

상처에 염증이 생길수도 있으니 당장 병원으로 끌고 갈 거에요.

암튼 못 말려

등산, 여행에 꼭 필요한 응급처치

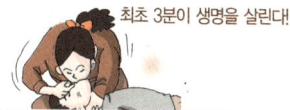
최초 3분이 생명을 살린다!

피부에 이물이 박혔을 때 응급처치 방법

 가정에서는 손끝으로 이물이 들어간 곳을 확인하여 가능하다면 깨끗하게 소독된 핀셋으로 집어내도록 하나 절대 무리하게 하지 않도록 한다.
 이물이 제거되고 나면 상처를 깨끗이 소독하고 외용항생제를 바른 후에 상처를 보호하도록 한다. 그러나 이물이 잘 빠지지 않는 경우, 상처 부위에 염증이 생겼을 경우에는 병원에 가야 한다.

등산, 여행에 꼭 필요한 응급처치: 목에 이물이 걸렸을 때

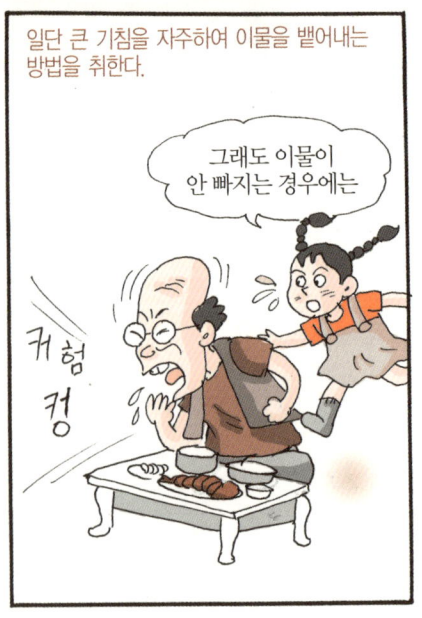

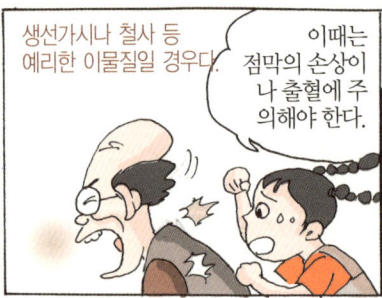

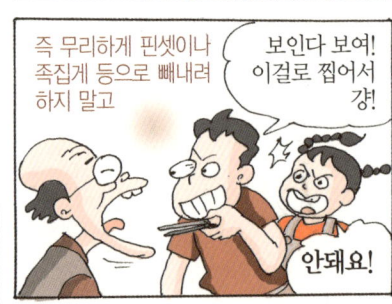

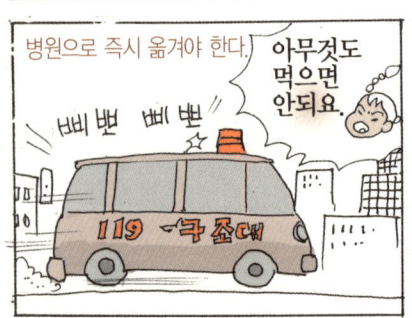

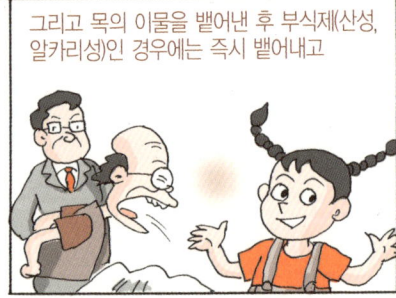

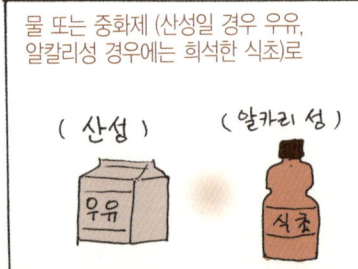

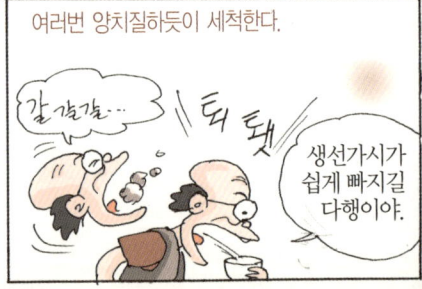

등산, 여행에 꼭 필요한 응급처치

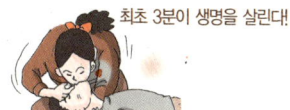

목에 이물이 걸렸을 때 응급처치 방법

 가정에서는 큰기침을 하여서 이물을 뱉어내도록 하여 본다. 이물이 보이는 경우에는 핀셋 등으로 빼내려고 하여 보지만 이물이 예리한 경우 (가시, 철사..)에는 점막의 손상이나 출혈에 주의한다. 계속 이물감이 남아있고 불편할 때에는 아무것도 먹지 말고 빨리 병원에 가야 한다.
 부식제 (산성, 알칼리성) 인 경우에는 즉시 뱉어내고 물 또는 중화제 (산성인 경우 우유, 알칼리성인 경우에는 희석한 식초)로 여러 번 양치하듯이 세척한다.
 계속 불편하거나 이상이 있는 경우에는 빨리 병원에 가야 한다.

등산, 여행에 꼭 필요한 응급처치 — 기침할 때에 피가 섞어 나올 때

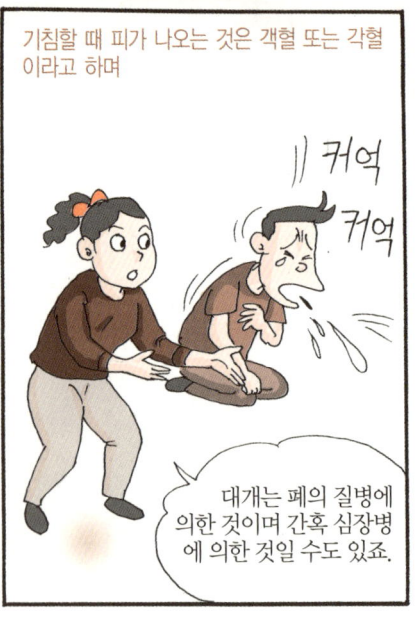

기침할 때 피가 나오는 것은 객혈 또는 각혈이라고 하며

커억 커억

대개는 폐의 질병에 의한 것이며 간혹 심장병에 의한 것일 수도 있죠.

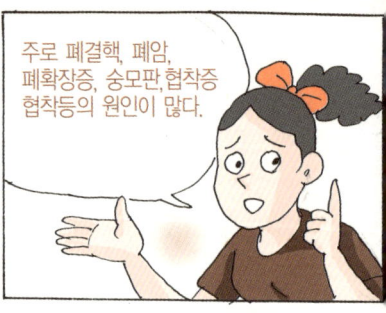

주로 폐결핵, 폐암, 폐확장증, 승모판, 협착증 협착등의 원인이 많다.

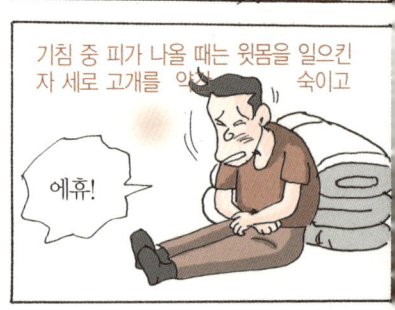

기침 중 피가 나올 때는 윗몸을 일으킨 자세로 고개를 약간 숙이고

에휴!

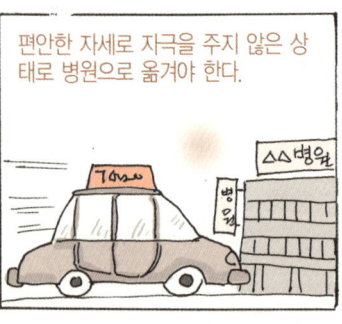

편안한 자세로 자극을 주지 않은 상태로 병원으로 옮겨야 한다.

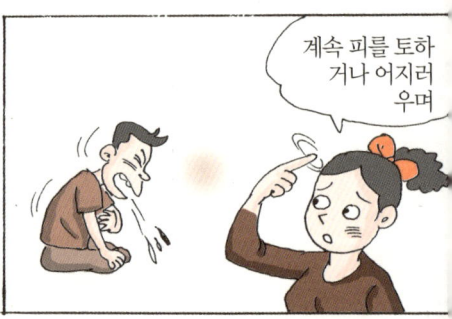

계속 피를 토하거나 어지러우며

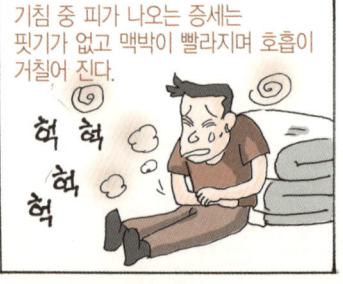

기침 중 피가 나오는 증세는 핏기가 없고 맥박이 빨라지며 호흡이 거칠어 진다.

헉 헉 헉

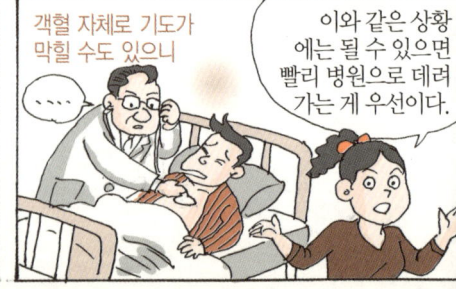

객혈 자체로 기도가 막힐 수도 있으니

이와 같은 상황에는 될 수 있으면 빨리 병원으로 데려가는 게 우선이다.

등산, 여행에 꼭 필요한 응급처치

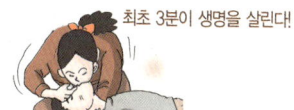

기침할 때에 피가 섞여 나올 때 응급처치 방법

 기침하면서 피가 나오는 것을 객혈 또는 각혈이라고 하며, 대개 폐의 질병에 의한 것이며, 심장병이 있을 때도 있을 수 있다.

 우리나라에서 주로 많은 원인으로는 폐결핵, 폐암, 폐확장증, 승모판협착증 등이다.

 가정에서는 윗몸을 일으킨 자세로 고개를 약간 숙이고 편안하게 자극을 주지 않으며, 빨리 병원에 가야 한다.

 그 외에 계속 피를 토하고 어지러우며, 핏기가 없고, 맥박이 빨라지며 호흡이 거칠어질 경우에는 빨리 병원에 가야 한다.

 객혈 자체로 인하여 기도가 막혀 죽을 수가 있으므로 일단 기침할 때에 피가 나오면 빨리 병원에 가는 것이 최선이다.

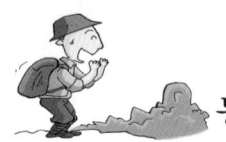
등산에 꼭 필요한 상식

기초 산행과 등산 지식

등산의 기본은 걷기

 등산은 장시간을 걷는 것이다. 그것도 평지가 아니라 기복이 심한 길을 걷는다.
 평소에는 등산 때만큼 긴 거리를 걷는 일이 거의 없다. 페이스 배분을 생각하고, 옳은 방법으로 걷지 않으면 빨리 지쳐 버리게 된다.

보폭을 작게 한다.

 평지와 똑같은 속도로 걸으면 금방 피로해 진다. 평지 보다 천천히 걷는 속도로 보폭을 작게 걷는 것이 산길 걷기의 기본이다.
 황새걸음으로 보폭을 크게 해서 올라가는 사람을 자주 볼 수 있다. 단숨에 올라갈 수 있을 듯 보이지만, 실제로는 몇 보 전진하고 쉬고, 또 몇 보 전진하고 쉬는 것을 반복하게 된다.
 이렇게 하면 리듬이 깨지고, 쓸데없는 힘이 들어가서 금방 지쳐 버린다.
 등산을 할 때는 가능한 한 여분의 힘을 사용하지 않는 것이 편하게 걷는 비결이다.

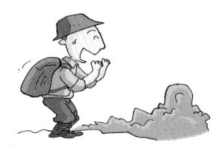
등산에 꼭 필요한 상식

지그재그로 걷는다.

초보자는 대개 한 걸음이라도 덜 걸으려고 직선으로 걷는다.

오르막길에서 직선으로 걷는 것은 힘이 더 들어가게 된다. 내리막길에서 직선으로 걸으면 무릎에 무리가 갈 수 있고 부상이나 사고를 일으키기 쉽다.

오르막이나 내리막길에서는 지그재그로 걷는 것이 피로가 덜하다.

자기에게 적당한 페이스를 유지한다.

처음 산을 올라가기 시작할 때는 누구나 체력이나 기력이 충분하다. 그래서 초보자들은 페이스를 너무 높이는 실수를 하기 쉽다.

잘못하면 피곤해서 움직일 수 없게 되고, 조난으로 연결될 위험도 있다. 처음 걷기 시작할 때 오버 페이스가 되지 않도록 한다.

페이스 조절은 처음 걷기 시작하고 20~30분이 지나면 첫 번째 휴식을 취하는 것이다. 소위 말하는 워밍업이다.

휴식하면서 그날의 컨디션이나 피로의 정도를 체크해서 자신의 페이스를 파악하는 것이 좋다.

처음 30분은 힘들다.

초보자에게 힘든 것은 처음 30분에서 1시간 동안이다. 처음부터 경

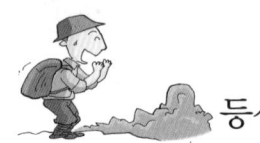
등산에 꼭 필요한 상식

사가 가파른 산이면 더욱 힘들다.

처음 걷기 시작하고 30~40분이 경과하면서부터 신경의 전달과 혈액순환의 속도, 체온, 신진대사의 변화가 나타나기 시작한다.

자신의 신체를 마음대로 조절할 수 없게 되어 근육에는 힘이 빠지고 관절에 많은 충격이 가해지기 시작한다. 따라서 처음 30분은 워밍업 시간으로 속도를 조절하여 걷는 게 중요하다.

초보자 중에는 뒤처질까봐 불안해서 처음부터 오버 페이스 하는 경우가 많다.

초보자가 있는 그룹산행일 경우 처음 30분간은 워밍업 시간으로 리더가 앞에서 속도를 조절해 주는 것이 좋다.

산에서 걷기의 어려움

산에서 걷기와 평지에서 걷는 것의 차이는 우선 그 운동량에서 큰 차이가 있다.

우리가 평지에서 시속 6km로 걸을 때 심장의 박동 수는 1분에 100번(평시 성인 평균 맥박 수는 분당 70전후, 호흡수는 16~20회)이며 이때 신체에서 요구되는 산소섭취량은 안정시의 4배까지 된다.

한편 휴식시의 운동량 및 산소요구량을 1이라고 했을 때 산에서 경사를 오를 때는(9kg 정도의 배낭을 메고) 8.8배 정도의 산소량을 요구할 정도로 아주 힘이 들며, 경사를 내려올 때도 휴식시의 5.7배

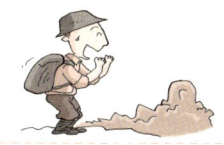# 등산에 꼭 필요한 상식

정도를 소모하게 된다.
 이와 같이 평지에서의 빠른 걸음걸이와 비교해 볼 때 내려오는 운동도 그리 쉽지가 않음을 알 수 있다. 이만치 산에서의 걷기란 오를 때나 내려올 때나 모두가 어려운 운동인 것이다.

올바른 보행법

 등산을 처음 시작하면 경사를 오를 때 누구나 숨이 차고, 다리에 근육통이 오기도 한다.
 그러나 속담에 첫술에 배부를 리 없다고 하였듯이 걷기에 숙련되기까지는 인내심을 가지고 단계적으로 훈련을 쌓아야 한다.
 걷는 속도는 완만한 오르막 내리막에서 대개 1km를 20~25분 정도로 걷는 것이 가장 자연적이다.
 내리막의 경우 자칫 스피드를 내기 쉬운데, 그것은 피해야 한다. 다리와 허리에 과도한 부담을 주게 된다. 오르막과 내리막도 일정한 리듬으로 걷는 것이 피로감을 적게 한다.
 너무 자주 쉬게 되면 리듬이 깨져서 좋지 않다. 긴 시각으로 보면 어느 정도 참고 일정한 리듬을 유지하며 계속 걸어가는 편이 피로를 덜 느끼게 한다.

1) 가까운 거리부터 시작하여 먼 거리까지 늘린다.

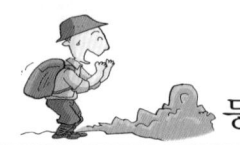
등산에 꼭 필요한 상식

 모든 운동에는 부하원리가 이용된다. 즉, 힘과 지구력을 향상시키려면 우리 몸에 저항을 증가시키면 된다. 쉬운 데서부터 시작하여 운동량과 속도를 점차 늘려 나감으로서 신체의 적응능력을 서서히 향상시키는 것이다.
 우리의 육체는 자주 연습을 하면 좋은 컨디션 하에서 훌륭히 작동할 수 있다. 근육의 힘이란 훈련의 반복을 통해서 강화할 수 있는 것이기 때문이다.
 등산 첫날은 심장과 폐, 그리고 근육에 무리를 주게 되지만 차차 이런 상태가 적응되면 힘찬 걷기 운동도 즐겁게 느껴지게 된다.

2) 밸런스(Balance)와 리듬이 필요하다.

 처음 등산을 시작하는 초보자일 경우 30분 걷고 5분간 휴식함이 바람직하다. 처음 등산을 시작하는 사람은 급한 마음에 빨리 가려고 보폭을 넓게 벌려 걷는 경우가 있는데 이는 잘못된 방법이다.
 무리하게 보폭을 넓히면서 걸으면 상하운동이 심해져서 쉬 피로해지기 쉽다.
 보폭은 성인의 경우 보통 75cm, 분당 114보 정도가 적당하다. 걸을 때는 밸런스(Balance: 평형)를 유지하며 일정한 리듬(Rhythm: 율동)이 있는 동작을 해야 한다.

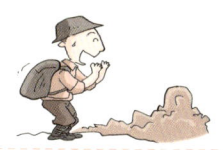

등산에 꼭 필요한 상식

3) 보행의 기본자세

 양 어깨의 힘을 빼고 편한 자세로 상체를 앞으로 조금 굽히며, 무릎은 조금만 올리면서 한 발짝을 내딛는다.

 내딛는 발바닥에 몸의 중심을 옮기며 땅을 밟는다. 땅을 밟을 때는 발끝이나 발뒤꿈치를 쓰지 말고 발바닥 전체로 안정감 있게 디뎌야 한다.

 손의 위치는 산의 경사를 걸을 때는 손을 크게 흔드는 대신 양 어깨를 좌, 우로 보폭에 맞추어 리듬 있게 움직여야 한다.

 양 손에는 아무 것도 들지 말고 들것이 있다면 반드시 배낭에 넣고 가야 한다.

 호흡은 자연스럽게 발걸음에 맞추어야 하며, 숨을 들이쉬고 내쉬는 것은 꼭 같은 간격으로 한다.

 숨이 가쁘다고 해서 계속해서 심호흡을 하면 과량의 산소섭취로 인해 현기증을 일으킨다. 일정한 속도를 유지해야 쉬 피로를 느끼지 않는다.

 처음부터 온 힘을 다해 허둥지둥 걷는다면 쉽게 지쳐버릴 뿐 아니라 한 번 피로해진 후에는 아무리 휴식을 취해도 별 소용이 없다는 사실을 알아야 한다.

 산행 시 힘의 배분은 전 체력을 10으로 보았을 때 등산 시 3, 하산에 3을 소모하고 남아있는 4는 예비력으로 간직하는 것이 바람직하다.

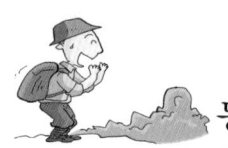
등산에 꼭 필요한 상식

4) 경사면

보폭을 짧고, 천천히 걷는 것이 기본이다. 오르거나 내려올 때 모두 보통 걸을 때의 반 정도의 보폭으로 걷는다.

신발 끈은 오를 때는 너무 조이지 않고 약간 넉넉하게 한다. 반대로 내려올 때는 발 전체가 신발의 앞으로 몰리기 때문에 단단히 조이도록 하는 것이 좋다.

지나치게 조이게 되면 혈액순환을 저해할 수 있고 발에 물집이 생기거나, 동상의 원인이 될 수 있으므로 융통적으로 조절하며 대처해야 한다.

등산화의 남은 끈을 발목에 묶는 사람이 더러 있는데, 이것은 혈액순환과 발목의 움직임을 저해하는 것이므로 삼가야 한다.

길이가 길 때는 적당한 길이로 잘라 사용하는 게 좋다.

천천히 걷는다고 해도 사람마다 차이가 있다.

솔로의 경우라면 숨이 차오르지 않는 편한 페이스로 걸으면 좋고, 여러 명과 동행하는 경우라면 멤버 중에서 가장 체력이 약한 사람의 페이스에 맞추어야 한다.

걷는 페이스가 너무 늦으면, 걸음이 빠른 사람에게 있어서는, 반대로 피로가 쌓일 수도 있다.

이때는 느린 조와 빠른 조로 팀을 나누어 걷고 휴식기에 전체의 페이스를 조정하도록 하면 된다.

갑자기 경사면을 오를 때에는 몸에 부하가 걸리기 때문에 꽤 괴롭

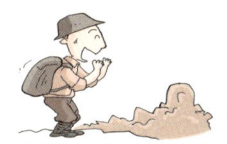

등산에 꼭 필요한 상식

게 느껴지지만, 20분 정도 경과하면 순환기가 정상 상태에 자리잡아 편하게 된다. 처음 괴롭더라도 쉬고 싶은 기분을 참는 것이 매우 중요하다.

이를 극복하지 못하고 쉬게 되면 계속되는 페이스에 악영향을 준다.
목표 지점을 꼭 정하고 페이스 안배에 신경을 써야 한다.

5) 급사면장소

돌이나 눈 등이 퇴적한 급사면장소의 경사면을 걸을 때에는 떠있는 돌을 밟거나, 낙석을 일으키지 않도록 주의해야 한다.

떠있는 돌이란, 바위의 끝에 걸려있거나 느슨한 지반에 불안정하게 있는 돌이며, 부주의에 의해 밟게 되면 미끄러지거나 혹은 낙석을 유발하는 원인이 된다.

급사면장소에서는 발 딛는 곳을 확인하고, 다리에는 단번에 체중을 싣지 말고 천천히 중심 이동하도록 해야 한다.

잘못해서 낙석이 생겼을 때는 빨리 아래에 있는 사람을 향해 위험을 알려야 한다.

산행 중 급사면장소가 있다면 발목까지 보호하는 목이 있는 등산화를 신는 게 좋다. 밑창은 불안정한 지면에서도 마찰력이 있는 비브람화 정도가 안정적이다.

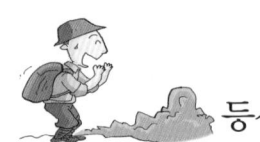 등산에 꼭 필요한 상식

6) 발자취가 없는 길

지도에 있는 루트라도 초목이 우거져 사람이 다닌 흔적이 없거나, 다닐 것 같지 않은 길을 지나야 할 때도 있다.

이곳에서는 피부를 가능한 한 노출하지 않도록 해야 한다. 거친 풀잎 등에 노출된 피부가 베이거나, 가지에 찔리거나, 벌레에게 물리는 등 여러 가지 위험요소가 있기 마련이다. 가능하면 장갑까지 끼우는 게 좋다.

일행이 있는 경우는 앞 사람이 밀어 헤친 나뭇가지 등의 장애물을 뒷사람이 다시 잡을 수 있도록 넘겨주어야 한다. 그냥 놓으면 뒷사람이 다칠 수 있기 때문이다.

비와 이슬 등 습기가 있을 때는 미끄러지지 않도록 주의해야 하며, 수목에 피부가 직접 접촉했을 때 우려되는 옻 등의 피부병 등도 염두에 두어야 한다.

가끔 자세를 낮추어 혹시 사람이 다녔던 자취를 찾아보도록 한다.

7) 계곡 등 물을 건널 때

가능한 한 피해야 하는 게 좋고, 수위가 무릎 위까지 오르고 물살이 거센 곳에서, 자일 등의 확실한 장비가 없는 경우에 물을 건넌다는 건 자살행위나 다름없다.

도하를 피할 수 없는 경우, 흐르는 물의 저항을 곧게 받으면 몸의 자세가 무너지기 쉽기 때문에 물의 흐름에 비스듬하게 횡단하는 것

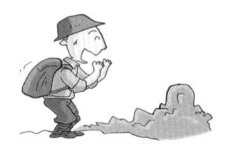
등산에 꼭 필요한 상식

이 옳은 방법이다. 하류로 향해 비스듬하게 물을 횡단하는 편이 훨씬 수월하다.

 물의 안쪽의 흐름은 알기 어려우므로, 등산화는 신은 채로, 무거운 옷이나 장비 등은 비닐봉투에 담아 배낭에 넣는다. 도하 도중 놓쳤을 때 배낭이 물에 뜰 수 있게 하기 위해서이다.

 튼튼한 나뭇가지 등을 이용하여, 몸을 지탱하거나, 발을 옮길 위치를 확인하며 건너야 한다.

 발을 들어 옮기는 도중 주저하는 것은 오히려 위험하다. 확실히 확인하고 몸이 중심을 잃지 않도록 신속히 발을 딛는다.

 도중부터 단념해 돌아오려고 할 때 그 자리에서 성급하게 방향 전환하면 몸의 중심이 무너지기 쉽기 때문에, 가능하면 바위에 오른다든가, 물의 흐름이 완만하다고 판단될 때 자세를 고치는 게 좋다.

등산, 여행에 꼭 필요한 응급처치: 다치고 난 뒤에 피가 나올 때

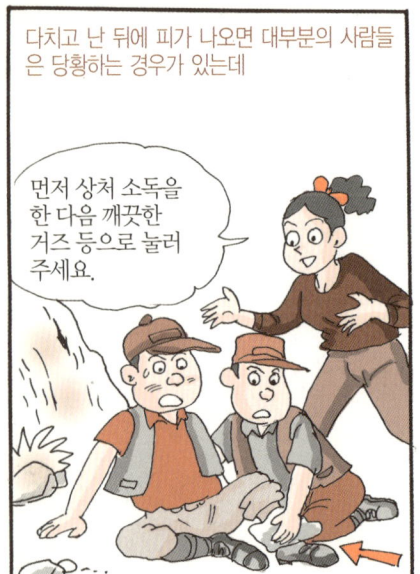
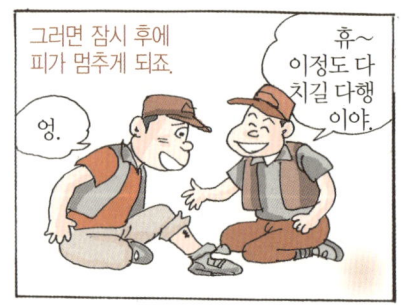
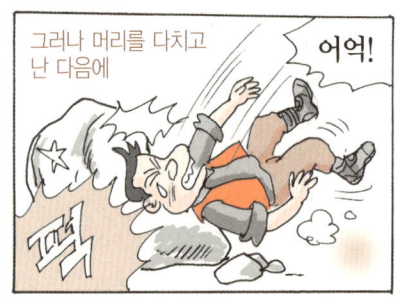
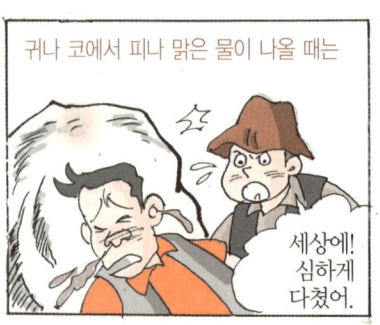
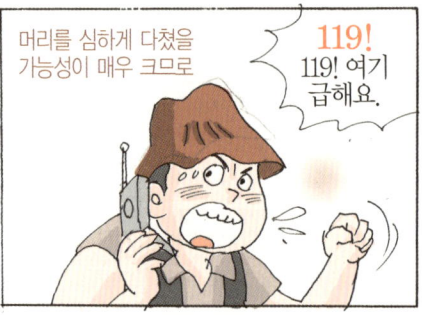
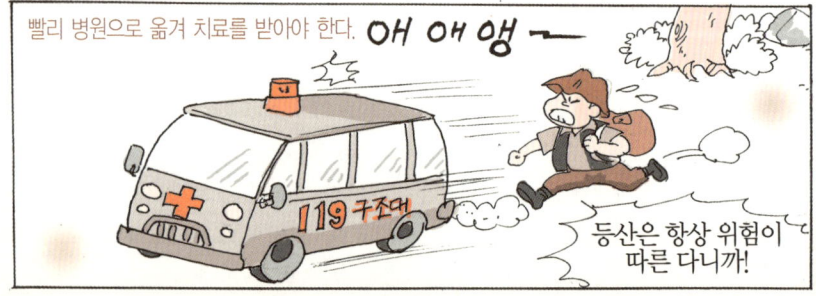

등산, 여행에 꼭 필요한 응급처치

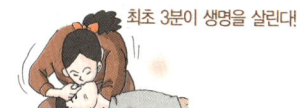

최초 3분이 생명을 살린다!

다치고 난 뒤에 피가 나올 때 응급처치 방법

 다치고 난 뒤에 피가 나오면 간단하게 상처 소독을 한 다음 깨끗한 거즈 등으로 눌러 주어야 한다. 피를 멈추게 하는 방법 중에 제일 간단하고 좋은 것은 힘껏 눌러주는 것이다.
 대개의 사람들이 피가 많이 나오게 되면 당황하여 피를 많이 흘리는 경우가 있는데, 이때는 깨끗한 거즈 등으로 힘껏 눌러주면 대개 피는 멈추게 된다. 그 상태에서 병원으로 빨리 가서 치료하는 것이 제일 중요한 응급처치 법이다.
 그러나 머리를 다치고 난 다음에 귀나 코에서 피나 맑은 물이 나올 때는 머리를 심하게 다쳤을 가능성이 매우 크므로 빨리 병원에 가야 한다.

등산, 여행에 꼭 필요한 응급처치: 머리를 다치고 난 뒤에 토할 때

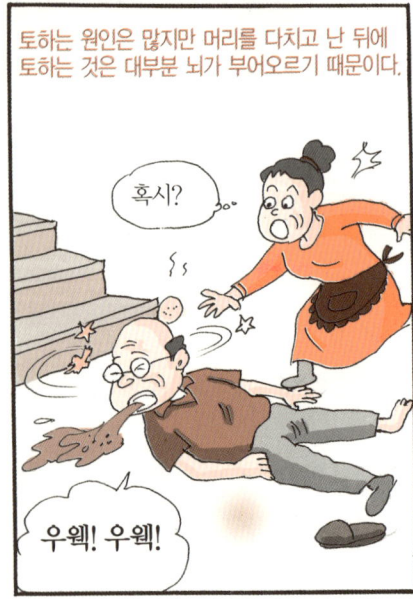

토하는 원인은 많지만 머리를 다치고 난 뒤에 토하는 것은 대부분 뇌가 부어오르기 때문이다.

혹시?

우웩! 우웩!

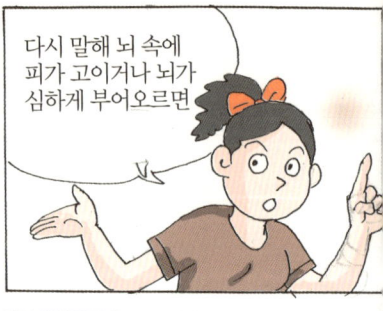

다시 말해 뇌 속에 피가 고이거나 뇌가 심하게 부어오르면

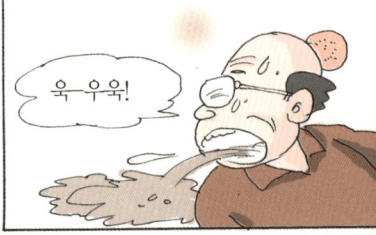

뇌 속의 압력이 올라가면서 토하게 된다.

욱 우욱!

이러한 증상이 보이면 되도록 빨리 병원으로 이송해야 한다.

삐뽀 삐뽀

무척 위험한 상태이기 때문이에요.

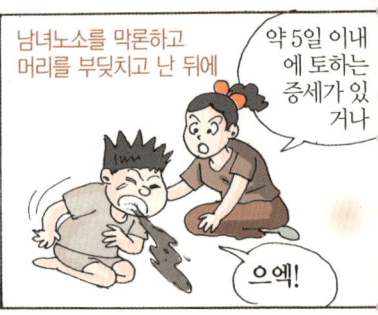

남녀노소를 막론하고 머리를 부딪치고 난 뒤에

약 5일 이내에 토하는 증세가 있거나

으엑!

머리가 어지럽고 심하게 아플 경우

아~ 어지러워.

병원에 가서 뇌컴퓨터촬영(CT)을 하여 보는 것은 필수다.

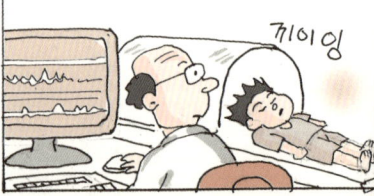

끼이잉

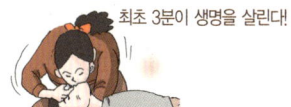

머리를 다치고 난 뒤에 토할 때 응급처치 방법

 토하는 원인은 무수히 많다. 그러나 머리를 다치고 난 뒤에 토하는 것은 그 대부분이 뇌가 부어오르기 때문이다.
 소위 말해서 뇌 속에 피가 고이거나 뇌가 심하게 부어오르면 뇌 속의 압력이 올라가면서 토하게 된다. 이러한 증상이 나타나게 되면 빨리 병원에 가지 않으면 무척 위험하게 되므로 남녀노소를 막론하고 머리를 부딪히고 난 뒤에 약 5일 이내에 토하는 증세가 있거나, 머리가 심하게 아플 경우, 정신이 혼미한 경우에는 빨리 병원에 가서 뇌컴퓨터촬영(CT)을 하여 보는 것이 꼭 필요하다.

등산, 여행에 꼭 필요한 응급처치 — 의식이 없는 상태에서 토할 때

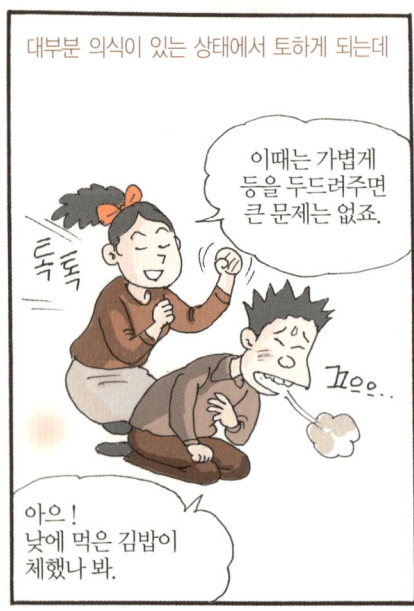

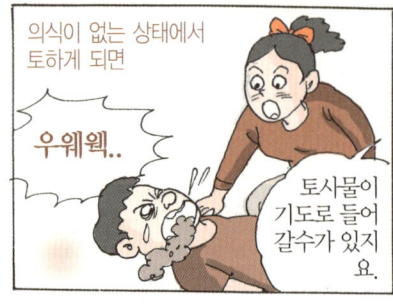

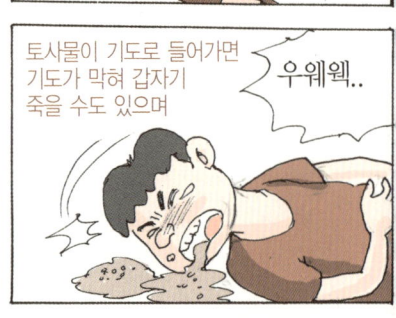

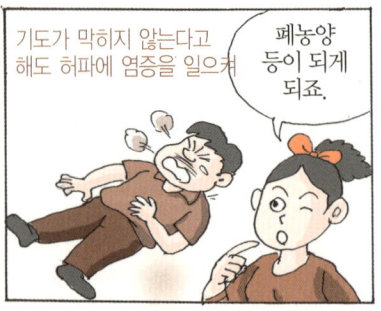

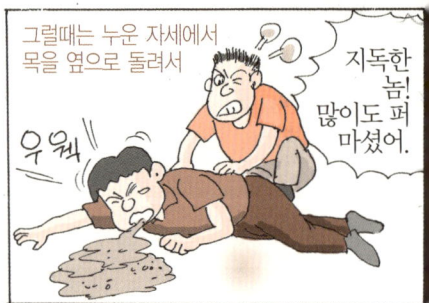

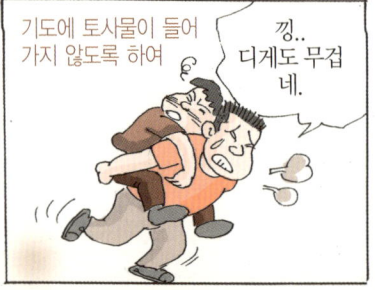

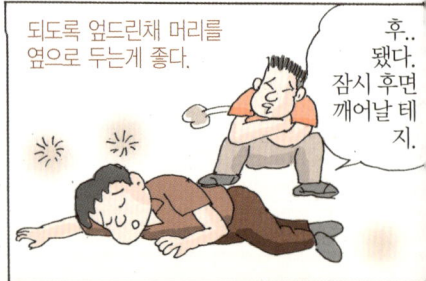

등산, 여행에 꼭 필요한 응급처치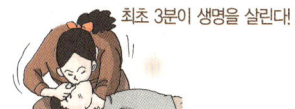

의식이 없는 상태에서 토할 때 응급처치 방법

 토하는 원인은 무수히 많다. 그중 대부분이 의식이 있는 상태에서 토하는 것인데 의식이 있을 때 토하는 것은 가볍게 등을 두드려주면 큰 문제가 없으나 의식이 없을 때 토하게 되면 토사물이 기도로 들어갈 수가 있다.
 토사물이 기도로 들어가면 기도가 막혀 갑자기 죽을 수 있으며 기도가 막히지 않는다고 하여도 허파에 염증을 일으켜 폐농양 등이 되게 된다.
 따라서 의식이 없는 상태에서 토할 경우는 누운 자세에서 목을 옆으로 돌려서 기도에 토사물이 들어가지 않도록 하며 되도록 엎드려서 머리를 옆으로 두는 것이 좋다.

등산, 여행에 꼭 필요한 응급처치 **소변에서 피가 나올 때**

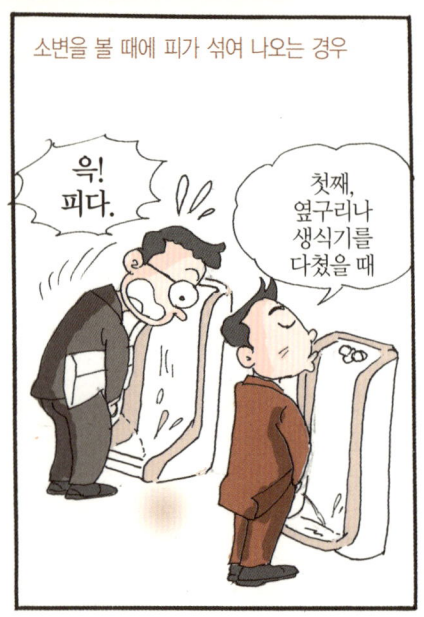
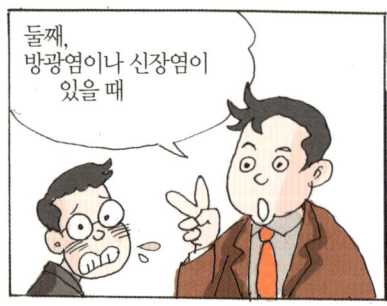
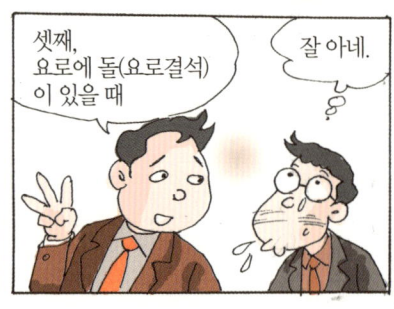
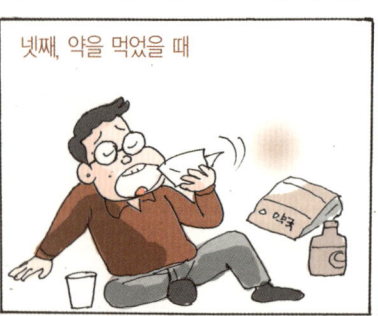
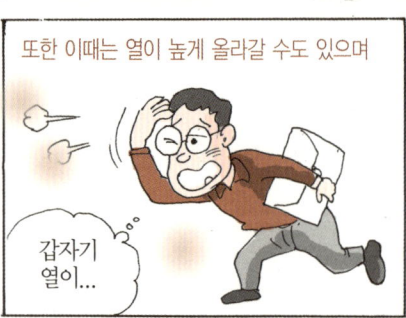
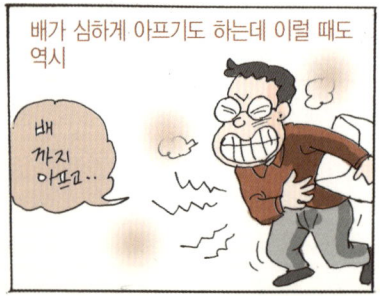
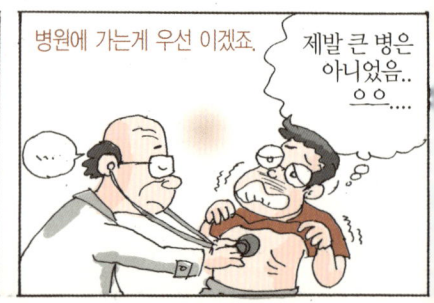

등산, 여행에 꼭 필요한 응급처치

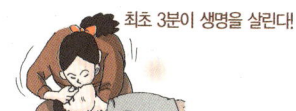
최초 3분이 생명을 살린다!

소변에서 피가 나올 때 응급처치 방법

소변이 빨갛게 나올 수 있는 경우는
옆구리나 생식기를 다쳤을 때,
약을 먹었을 때,
방광염이나 신장염 등이 있을 때,
요로에 돌이 있을 때 등등 그 원인이 많다.
옆구리나 생식기를 다치고 난 뒤에 소변이 빨갛게 나올 경우에는 콩팥이나 방광, 요로 등에 손상이 생겼을 가능성이 많으므로 빨리 병원에 가야 한다.
그 외 열이 높을 경우, 배가 심하게 아플 경우, 기타 이상이 있을 경우에는 빨리 병원에 가야 한다.

등산, 여행에 꼭 필요한 응급처치 - 코피가 날 때

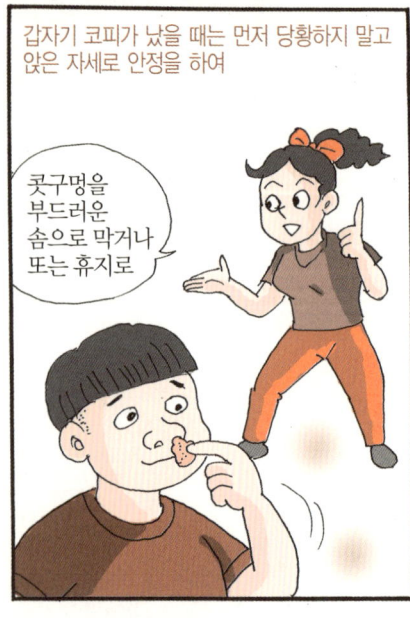
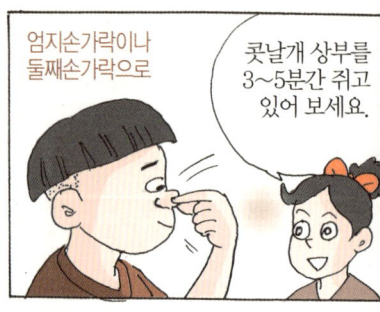
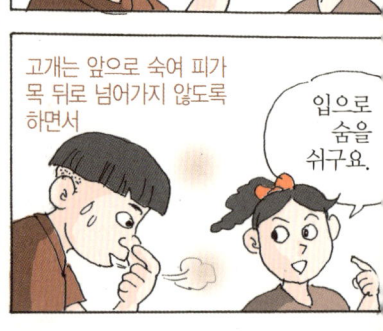
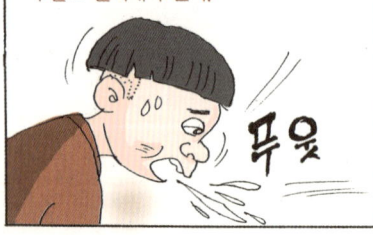
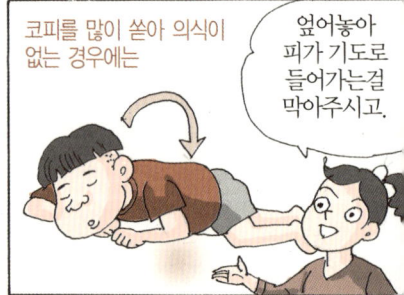
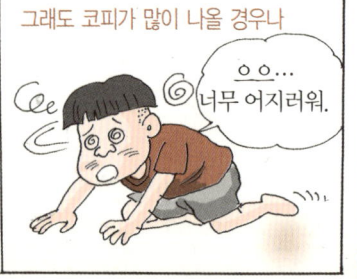
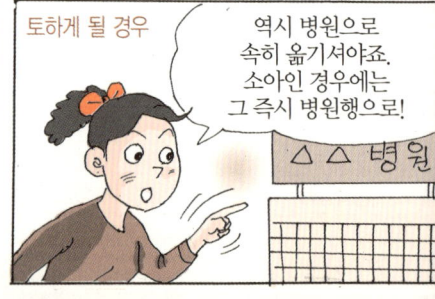

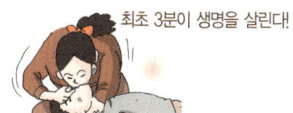

코피가 날 때 응급처치 방법

 우선 당황하지 말고, 앉은 자세에서 안정을 하며 콧구멍을 솜이나 부드러운 휴지로 막거나 엄지손가락이나 둘째손가락으로 콧날개 상부를 3~5분간 쥐고 있어 본다.
 고개는 약간 앞으로 숙여서 피가 목 뒤로 넘어가지 않도록 하여 입으로 숨을 쉬어야 한다. 그래도 목 뒤로 넘어가는 피가 있을 때는 절대로 피를 삼키지 말고 뱉으며, 의식이 없을 경우에는 엎어놓아서 피가 기도로 들어가지 않도록 한다.
 피를 많이 삼키면 현기증을 느끼거나 토하게 되며, 토사물은 검은 적색을 띠고 위 내용물과 합쳐져서 많은 양이 나오게 되므로 지나치게 걱정하지 않도록 한다.
 그러나 피가 계속 나올 경우,
 심하게 어지럽거나 토하게 될 경우,
 소아인 경우에는 빨리 병원에 가야 한다.

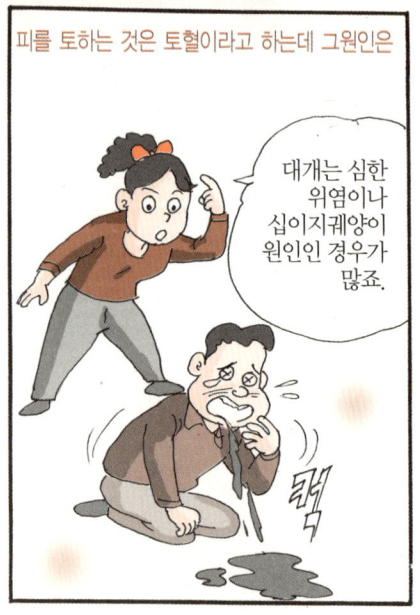
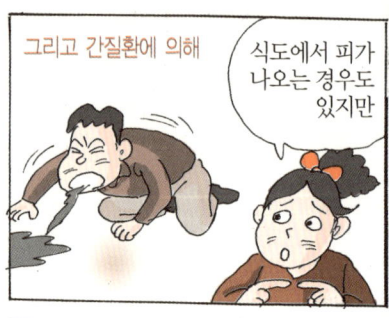
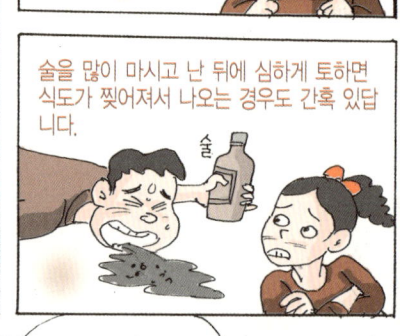
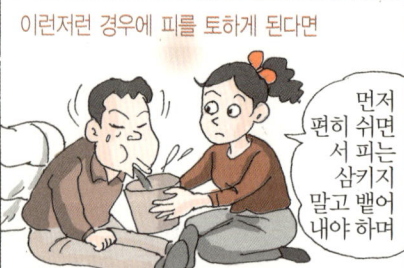
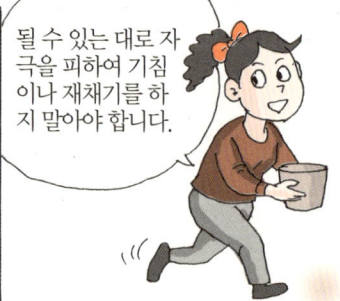
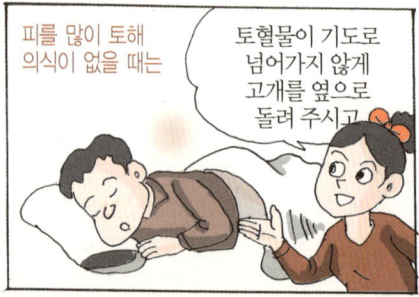
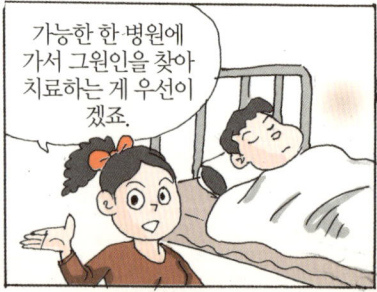

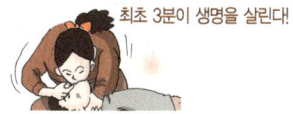

피를 토할 때 응급처치 방법

피를 토하는 것을 토혈이라고 하며,
대개 심한 위염이나 위십이지장 궤양에 의해 피가 나는 경우,
심한 간질환에 의해 식도에서 피가 나는 경우,
술을 많이 마시고 난 뒤 심하게 토하면서 식도가 찢어져서 피가 나오는 경우 등이 있다.
가정에서는 편히 쉬면서 피는 삼키지 말고 뱉어야 하고, 될 수 있으면 자극을 피하여 기침이나 재치기를 하지 않도록 하며, 의식이 없을 경우에는 토혈물이 기도로 넘어가지 않게 고개를 옆으로 돌려주어야 한다.
토혈이 있을 때는 빨리 병원에 가서 원인을 찾아내고 치료를 하여야 한다.

등산, 여행에 꼭 필요한 응급처치 — 피부가 몹시 가려울 때

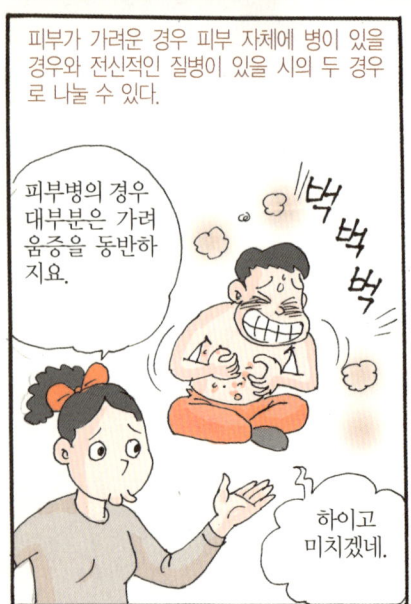

피부가 가려운 경우 피부 자체에 병이 있을 경우와 전신적인 질병이 있을 시의 두 경우로 나눌 수 있다.

피부병의 경우 대부분은 가려움증을 동반하지요.

하이고 미치겠네.

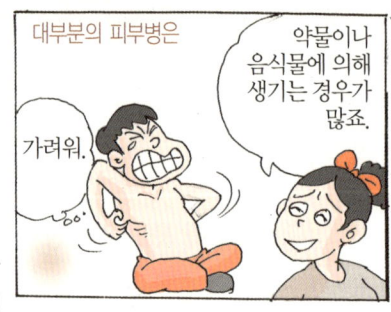

대부분의 피부병은 약물이나 음식물에 의해 생기는 경우가 많죠.

가려워.

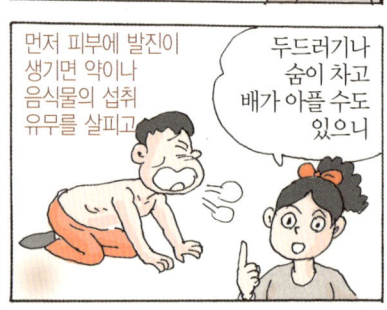

먼저 피부에 발진이 생기면 약이나 음식물의 섭취 유무를 살피고

두드러기나 숨이 차고 배가 아플 수도 있으니

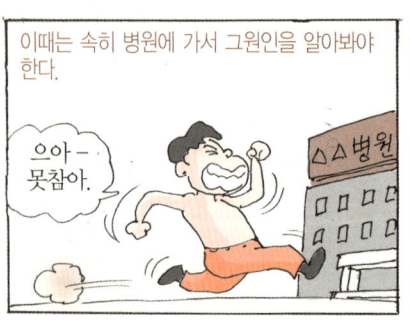

이때는 속히 병원에 가서 그 원인을 알아봐야 한다.

으아- 못참아.

△△병원

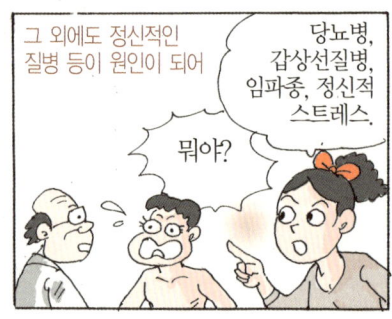

그 외에도 정신적인 질병 등이 원인이 되어

당뇨병, 갑상선질병, 임파종, 정신적 스트레스.

뭐야?

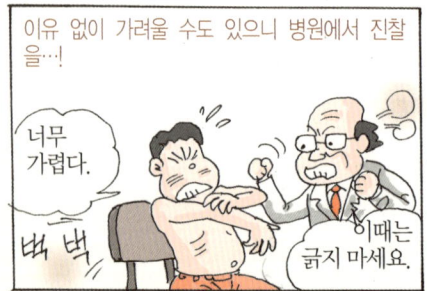

이유 없이 가려울 수도 있으니 병원에서 진찰을...!

너무 가렵다.

벅 벅

이때는 긁지 마세요.

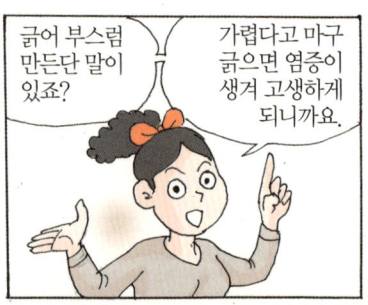

긁어 부스럼 만든단 말이 있죠?

가렵다고 마구 긁으면 염증이 생겨 고생하게 되니까요.

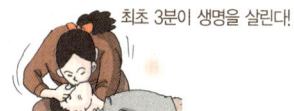

피부가 몹시 가려울 때 응급처치 방법

 피부가 몹시 가려울 경우는 크게 피부 자체에 병이 있을 경우와 전신적인 질병이 있을 경우로 나눌 수 있다.
 대부분의 피부병은 정도의 차이는 있지만 가려움증이 있으며, 약물이나 음식물에 의해 생기는 경우도 많으므로 피부발진이 생기기 전에 약이나 음식물을 먹었었는지를 확인해 보고, 이물에 접촉하여서 접촉성 피부염이 생길 수 있으므로, 이물에 접촉하였었는지도 알아보며 접촉된 이물은 제거하여야 한다.
 그 외 두드러기가 심할 경우 숨이 차거나 배가 심하게 아플 수 있으므로 이러할 때에는 병원에 가야 한다.
 그 외 전신적인 질병(당뇨병, 갑상선질병, 임파종, 정신적 스트레스 등) 등에서도 심하게 가려울 수 있으므로 이유 없이 가려울 때에도 병원을 가야 한다.
 또한 심하게 긁어서 염증이 생기면 안되므로 심하게 가려울 경우에 병원에 가도록 한다.

등산, 여행에 꼭 필요한 응급처치: 화상으로 뜨거운 연기를 마셨을 때

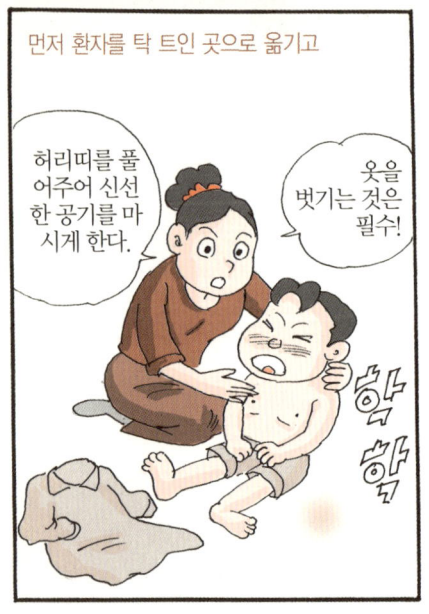

먼저 환자를 탁 트인 곳으로 옮기고
허리띠를 풀어주어 신선한 공기를 마시게 한다.
옷을 벗기는 것은 필수!

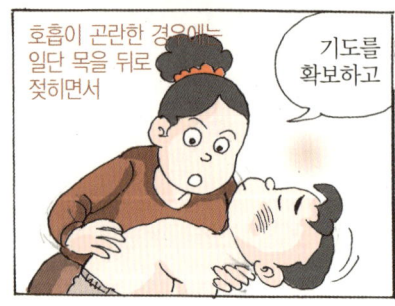

호흡이 곤란한 경우에는 일단 목을 뒤로 젖히면서
기도를 확보하고

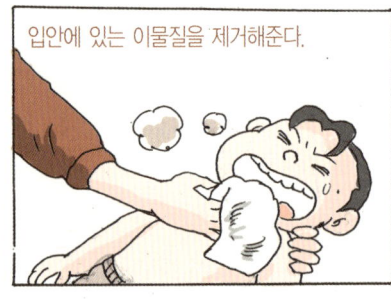

입안에 있는 이물질을 제거해준다.

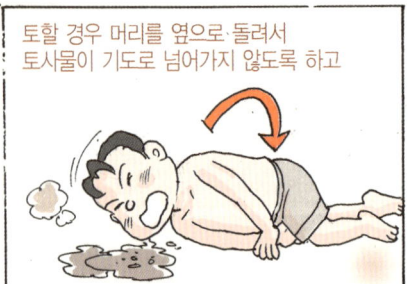

토할 경우 머리를 옆으로 돌려서 토사물이 기도로 넘어가지 않도록 하고

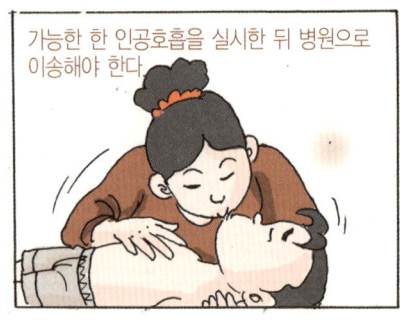

가능한 한 인공호흡을 실시한 뒤 병원으로 이송해야 한다

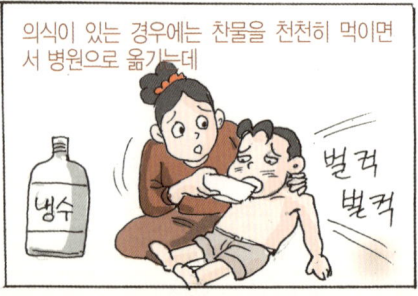

의식이 있는 경우에는 찬물을 천천히 먹이면서 병원으로 옮기는데

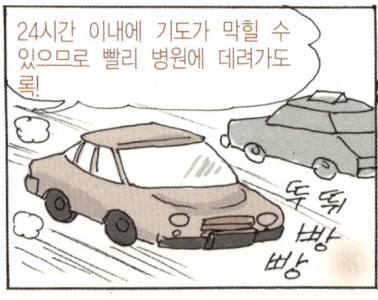

24시간 이내에 기도가 막힐 수 있으므로 빨리 병원에 데려가도록!

등산, 여행에 꼭 필요한
응급처치

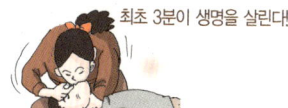
최초 3분이 생명을 살린다!

화상으로 뜨거운 연기를 들이마셨을 때 응급처치 방법

 우선 환자를 탁 트인 곳으로 옮기고 꽉 조이는 옷과 허리띠를 풀고 신선한 공기를 마시게 한다.
 호흡이 곤란할 경우에는 일단 목을 뒤로 젖히면서 기도를 확보하고 입안에 있는 이물을 제거해준다.
 토할 경우에는 머리를 옆으로 돌려서 토사물이 기도로 넘어가지 않도록 하고 가능하면 인공호흡을 하면서 빨리 병원에 가야 한다.
 의식이 있는 경우에 찬물을 먹이면서 일단 병원에 가야 한다. (24시간 이내에 기도가 막힐 수 있으므로 꼭 병원에 가보도록 한다)

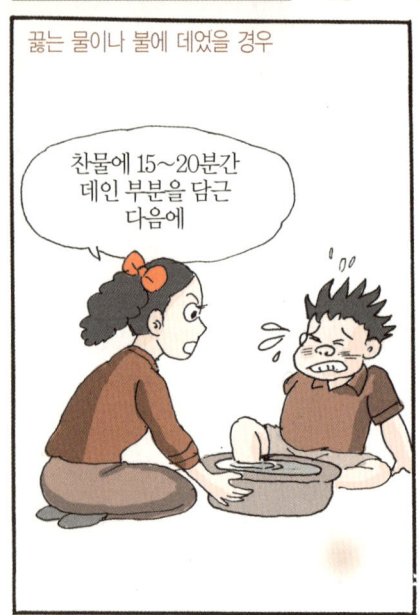
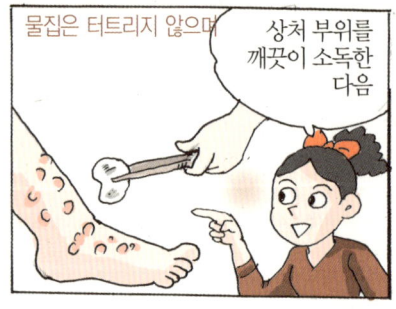
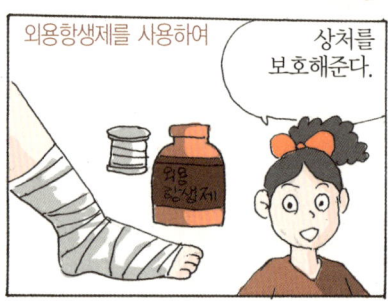
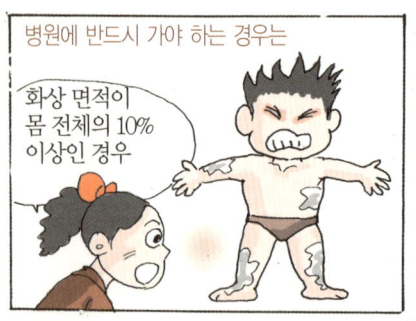
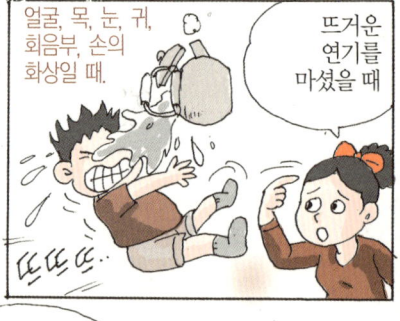
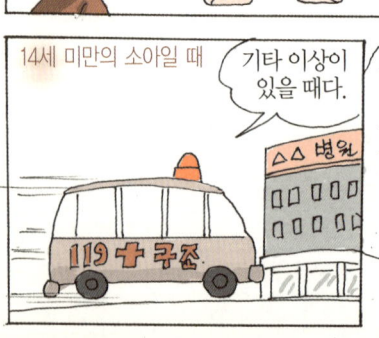

등산, 여행에 꼭 필요한 응급처치

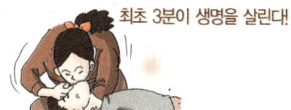

최초 3분이 생명을 살린다!

화상으로 물이나 불에 데었을 때 응급처치 방법

끓는 물이나 불에 데었을 경우에는 찬물에 15~20분간 담근 다음에 물집은 터트리지 않으며 상처 부위를 깨끗이 소독한 다음 외용항생제를 사용하고 상처를 보호한다. 대개 화상 부위는 부어 오르므로 높여주도록 하는 것이 좋다.

다음에는 화상 면적을 확인하고 화상 면적이 30% 이상이라면 지체 없이 병원으로 가야 한다.

특히 불을 마셔서 기도에 화상이 있을 때에는 24시간 이내에 기도 협착이 될 수 있으므로 빨리 병원에 가야 한다.

그러나 화상 면적이 10% 이하이고 불을 마신 것 같지 않을 경우에는 일단 물집은 터트리지 말고 상처 부위를 깨끗이 소독한 다음 외용항생제를 사용하고 상처를 보호하며 상처 부위는 높여주도록 한다.

대개 병원에 반드시 가야 하는 경우는
화상 면적이 몸 표면적의 10% 이상인 경우,
얼굴, 목, 눈, 귀, 회음부, 손의 화상일 때,
뜨거운 연기를 마셨을 때,
14세 미만의 소아일 때, 기타 이상이 있을 때이다.

등산, 여행에 꼭 필요한 응급처치 - 갑자기 흥분하며 미쳐 날뛸 때

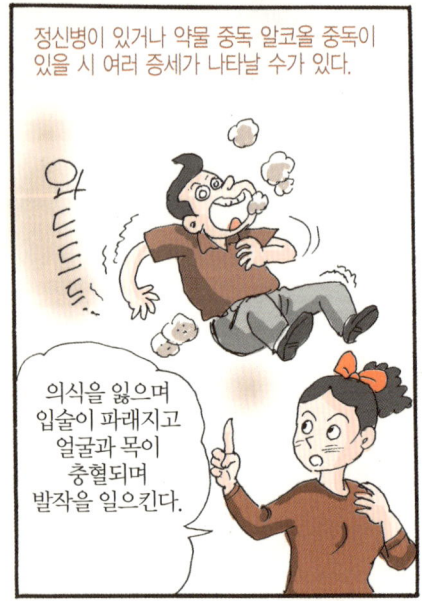

정신병이 있거나 약물 중독 알코올 중독이 있을 시 여러 증세가 나타날 수가 있다.

의식을 잃으며 입술이 파래지고 얼굴과 목이 충혈되며 발작을 일으킨다.

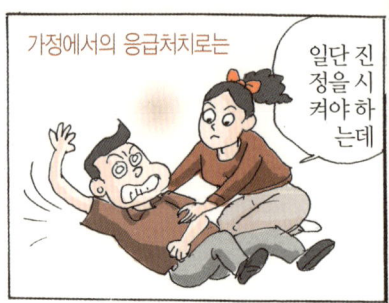

가정에서의 응급처치로는 일단 진정을 시켜야 하는데

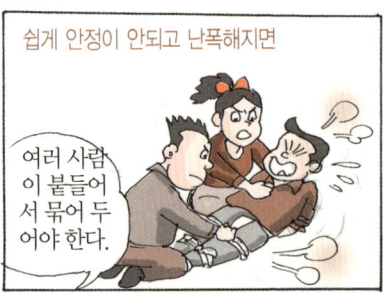

쉽게 안정이 안되고 난폭해지면 여러 사람이 붙들어서 묶어 두어야 한다.

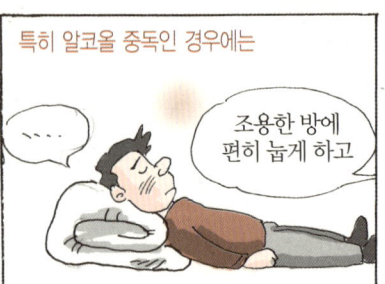

특히 알코올 중독인 경우에는 조용한 방에 편히 눕게 하고

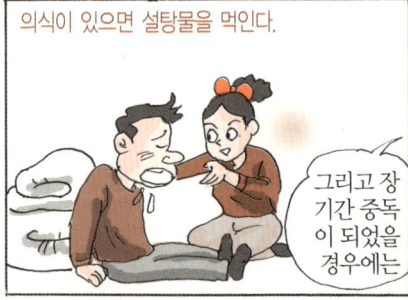

의식이 있으면 설탕물을 먹인다. 그리고 장기간 중독이 되었을 경우에는

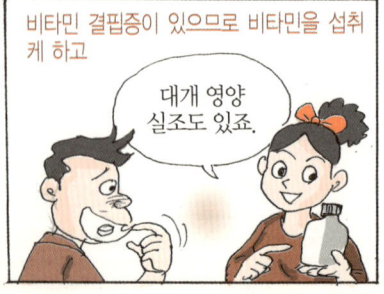

비타민 결핍증이 있으므로 비타민을 섭취케 하고 대개 영양실조도 있죠.

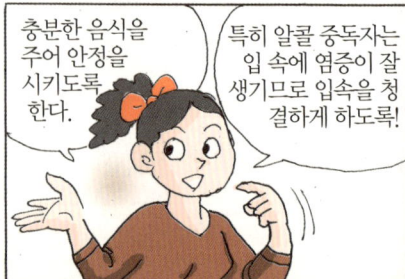

충분한 음식을 주어 안정을 시키도록 한다. 특히 알콜 중독자는 입 속에 염증이 잘 생기므로 입속을 청결하게 하도록!

등산, 여행에 꼭 필요한 응급처치

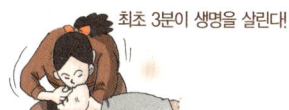

최초 3분이 생명을 살린다!

갑자기 흥분하며 미쳐 날뛰었을 때 응급처치 방법

소위 말하는 정신병이 있거나 약물 중독, 알코올 중독이 있을 때 위의 증세가 있을 수가 있다.

가정에서의 처치로는 일단 여러 사람이 붙들어서 진정을 시켜야 되고 필요하다면 묶어 두어야 한다. 그 이후에 병원을 가야하며 약물로서 진정시켜야 한다.

특히 알코올 중독일 때에는 조용한 방에 편안히 눕게 하고, 의식이 있으면 설탕물을 먹이며, 장기간 중독이 되었을 경우에는 비타민이 부족해지므로 비타민을 준다.

대개가 영양 실조도 같이 발생하므로 충분한 음식을 섭취하게 하며 입 속에 염증이 잘 생기므로 가글 등을 사용하여 입 속을 청결하게 하여야 한다.

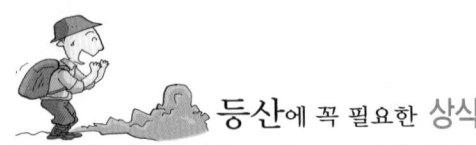
등산에 꼭 필요한 상식

보행속도와 휴식

 처음에는 몸이 적응할 수 있도록 천천히 걷는 것이 좋다. 차차 속력을 내어 페이스(Pace)를 유지하게 되면 즐겁고 상쾌한 등반이 되는 것이다. 주위의 풍치를 관망하며 적당한 페이스로 걸을 수 있다는 것은 그만큼 심장의 펌프작용이 빨라지며 피가 힘차게 돌고, 근육이 힘차게 움직이고 있다는 증거이다.
 훌륭한 보행자가 되기 위해선 어느 정도까지의 고통은 감수해야 하는 것이다. 필요할 때 충분히 쉬면서 간다면 초심자라도 아무런 피로감 없이 갈 수 있다. 훈련이 잘된 강인한 등반자라도 휴식은 필요한 것이다. 시간마다 몇 번 쉬고, 얼마나 쉬는가 하는 등의 공식은 정해질 수도 있으나 이런 것들은 규정된 체력과 일정한 짐을 지고 규정된 거리를 걸을 때 통용될 수 있는 것에 불과하다. 분명한 것은 필요 없이 많이 쉬는 것은 시간 낭비라는 것이다.
 너무 오래 휴식을 하면, 근육이 굳어지므로 다시 걷기가 힘든 점도 고려해야 한다.
 최근까지 운동 중에는 수분을 취하지 않는 편이 좋다는 것이 상식이었다. 그렇지만 목이 마르기 전에 조금씩 물을 공급하는 게 옳다.
 땀에 의해 수분이 소실되면 혈액이 진하게 되고, 혈류가 나쁘게 되는 장해를 일으킨다. 소위 탈수 증상이라고 불리는 것으로, 허탈감

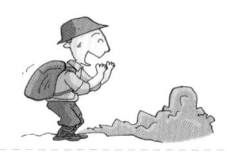# 등산에 꼭 필요한 상식

과 국부적인 경련 등의 증상에서부터, 구토, 발열, 보행 곤란, 전신 경련, 심지어 사망에 이르는 경우도 있다. 수분이 위로부터 흡수되기에는 30분 이상 소요되므로, 탈수상태가 되고서야 수분을 공급하는 건 늦고, 악화된 증상을 개선하기에는 한층 많은 시간이 걸린다. 수분공급은 탈수 증상 이전에 반드시 이루어져야 한다.

등산은 천천히 걷고 있어도 운동량이 상당히 많다. 수분의 소비도 많기 때문에 휴식 때마다 수분을 보충하는 정도가 적당하다.

수분과 함께 미네랄도 잃게 되기 때문에 스포츠 드링크 등의 미네랄을 함유한 음료를 마시는 것도 효과적이다.

운동을 시작하고 나서 처음 20분 정도는 아주 괴로운 상태가 계속되지만 그 시기를 넘기면 정상 상태로 회복된다. 그 후 다시 힘든 상태를 겪게 된다고 해도 2차 정상 상태로 회복할 수 있고 길게 지속되는 안정기에 이르게 된다. 여기까지의 단계에서 쉬어버리면, 그 버릇을 좀처럼 버리지 못하게 되고 계속되는 고통을 이길 수 없게 된다. 처음으로부터 최초의 휴식은 세 번째의 고통에 이르게 되었을 때 취하는 게 좋다.

휴식을 취하는 경우라면 급경사를 오르기 전, 능선상의 뷰포인트에 접어들었을 때 등 적당한 간격이나 고비 때 취하면 좋다.

휴식 시에는, 수분 보충과 함께 때에 따라 행동 식을 섭취한다. 공복감에서 발생할 수 있는 급격한 체력저하를 미리 방지해야 한다.

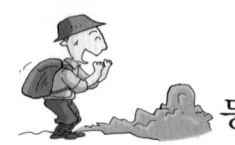 등산에 꼭 필요한 상식

하산요령

하산은 등산만큼이나 힘든 것이다. 걷기가 쉽다고 해서 함부로 달리듯이 내려오면 안 된다.

체중과 배낭의 하중 때문에 무릎 관절이나 발목에 갑작스럽게 충격이 가해지기 때문에 무릎통증이 생기고 물집 등의 원인이 된다. 뿐만 아니라 척추에 충격이 가해지고, 오랜 동안 하산한 다음에는 두통이 일기도 한다.

하산 시는 경사가 급할수록 걷기의 속도를 늦추어야 한다. 하산 시는 먼저 여분의 양말을 신고 등산화는 끈을 꼭 매어 발이 놀지 않도록 해야 한다. 하산 시의 보폭은 등산 시보다는 안정감이 있어야 한다. 발을 될 수 있으면 가볍게 땅에 접지시키고 무릎을 굽혀 충격을 흡수하도록 한다.

특히 너덜지대(잔자갈이나 돌무더기가 많은 곳)를 내려 갈 때는 더욱 조심하여 관절에 충격을 줄이고 발목을 삐지 않도록 한다. 등산 중 보다 하산 길 사고가 많은 것이 지금까지의 실례이다.

빠른 속도로 하산할 경우 곧잘 길을 잃어버리기도 한다. 하산 시의 휴식은 등산 시와 마찬가지로 중요하다.

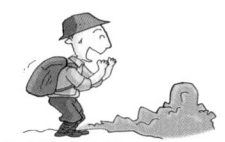
등산에 꼭 필요한 상식

산에서 걷는 방법

산에서 걷는 것과 평지에서 걷는 것의 차이는 운동량에 있다. 일반적인 산길에서 10킬로의 배낭을 메고 오를 경우 산소소모량은 쉴 때에 비해 9배 정도로 늘어나고 하산 시에는 6배 정도가 늘어난다고 한다. 이것에서 볼 수 있듯이 산행 중 겪는 가장 큰 고통은 움직일 수 없을 정도로 숨이 차오르는 것이다. 이는 운동량에 비해 산소와 혈액의 공급량이 부족해서 일어나는 현상이다.

산길을 걷기 시작하면 서서히 심장박동과 호흡이 빨라지고 운동량이 자신의 심폐 능력 이상으로 커지면서 더 이상 호흡이 곤란할 정도로 가빠지고 심장이 터질 것 같은 증상이 온다.
이 같은 증상은 신체에서 요구하는 산소량을 충분히 공급하지 못할 때 일어나는 산소부족상태로 사점(dead point) 이라고 한다.
사점에 도달하는 운동량은 개인에 따라 차이가 있으며 산행 중 한 번씩 겪게 되는 증상이기도 하다. 상식적으로 사점에 빨리 도달하는 것보다는 서서히 도달하는 것이 좋다. 사점에 가까워진다고 느껴지면 걷는 속도를 늦추고 심호흡을 하여 사점을 극복해야 한다.
이때 오래 휴식을 하면 다시 사점을 겪게 되므로 휴식시간을 조절할 필요가 있다. 이런 식으로 사점을 잘 극복해 나가면 적응되어 순탄한 산행을 계속할 수 있다.

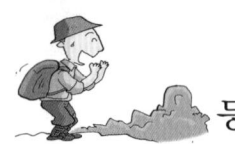
등산에 꼭 필요한 상식

● 잘 걷는 방법

등산을 위해 특별한 운동을 하지 않는 한 등산을 처음 시작하면 숨이 차고 다리에 근육통이 오기도 한다. 이를 극복하기 위해 짧은 거리부터 시작하여 긴 거리로 차츰 늘려나간다.

그러면 고통은 점차 줄어들고 산행은 수월해진다. 이와 동시에 자신의 몸에 맞는 걷는 습관을 익힌다. 유연성 있고 리듬 있게 걷는다.

걸음은 자신에게 알맞는 보폭으로 리듬 있게 걸어야 오래 걸어도 지치지 않는다는 것이 정석이다.

오랜 경험을 가진 이들의 걸음걸이를 보면 리드미컬한 발걸음과 동시에 상체를 어깨춤을 가볍게 추듯이 좌우로 흔들어 보는 사람들로 하여금 한눈에 잘 걷는다는 느낌을 받게 걷는다.

체중이동을 확실히 한다.

걸음이란 좌우측 발을 번갈아 움직이는 동작이므로 엄밀하게 따져보면 한발을 움직일 때마다 체중을 이동시키는 동작이라고 할 수 있다.

따라서 체중을 중립에 두지 말고 내디디는 발쪽으로 확실하게 옮겨야 다리 힘이 적게 들어 오래 걸을 수 있다. 이와 함께 양 어깨의 힘을 빼고 편한 자세로 상체를 앞으로 조금 구부리고 무릎은 약간

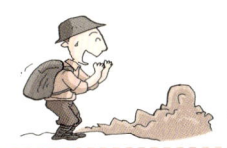# 등산에 꼭 필요한 상식

들어올리면서 한발자국씩 내딛는다.

 내딛는 발바닥에 몸의 중심, 즉 체중을 옮겨 땅을 밟는다. 땅을 밟을 때는 발바닥 전체로 안정감 있게 디뎌야 한다. 다리로 몸을 옮기는 것이 아니라 허리를 앞으로 내밀어서 다리가 따라 가도록 한다.

 그러면 자연히 몸이 앞으로 나가면서 그 중심이 내딛는 다리에 얹힌다. 다리로 걸으면 몸을 끌고 가기 때문에 힘이 든다.

 호흡은 발걸음에 맞추어 가능하다면 들이쉬는 숨과 내쉬는 숨을 같은 간격으로 유지한다.

 코로만 호흡해야 한다는 것은 잘못 알려진 상식이며 입과 코를 적절히 사용해서 호흡해야 필요한 호흡량을 충분히 공급받을 수 있게 된다.

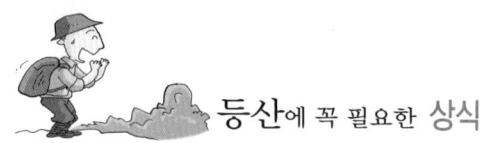
등산에 꼭 필요한 상식

● 오름 길과 내림 길 걷는 방법

오름 길에서는 보폭을 작게 한다.

경사진 곳에서 걸음을 크게 내디디면 몸의 중심이 어중간해져 걷기가 힘들어진다. 보폭을 좁혀 한발자국씩 확실히 내디딘다. 팔은 크게 내젓지 말고 양 어깨는 보폭에 맞추어 리듬 있게 좌우로 움직인다.

경사가 급한 곳을 오를 때 뒷발을 앞발과 직각이 되게 디디면 마찰력이 커져서 미끄러지지 않고 멈추어 설 수 있으므로 잠깐씩 쉴 때 좋다. 나무, 바위 모서리 같은 지형지물을 잡고 오를 때는 뿌리가 흔들리는 나무나 썩은 나무, 푸석 바위, 물기가 있는 바위는 주의해야 한다.

경사진 바위길을 오를 때에는 발 앞 굽을 구부려 체중을 싣고 바위면의 요철을 잘 보고 딛는다.

손을 사용할 만큼 경사가 급할 때에는 손놀림에 의해 발에 실린 무게중심이 흐트러지지 않게 조심한다. 잔돌이 많은 경사진 곳을 오를 때는 무게중심을 약간 앞에 두고 발목과 허리를 부드럽게 움직이며 리듬을 타고 오른다. 무게중심은 경사가 급할수록 앞꿈치로 옮긴다.

계단을 오르내릴 때에는 계단에 발 전체를 딛는다. 오르막일 경우

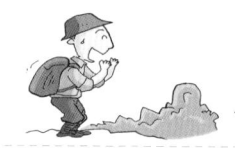
등산에 꼭 필요한 상식

에는 무게중심을 약간 앞에 두어야 균형 잡기가 쉽고 피로해지지 않는다. 내리막의 경우에는 무게중심을 낮추고 두서너 발 앞을 내다본다. 계단을 오르내릴 때 발 앞꿈치나 뒤꿈치만 딛지 않도록 한다.
 쇠줄이 설치된 바윗길을 오를 때는 한쪽 줄을 두 손으로 모아 잡거나 팔을 벌려 두 손으로 잡고 오른다. 이때 줄을 잡은 손이 항상 위쪽에 있어야 중심잡기가 좋다.

 오르막길을 오를 때는 가능한 체력소모가 적은 길을 선택하고 경사면을 갈지자로 오르는 것이 체력소모가 덜 된다. 하지만 25~40도 이하나 이상의 경사일 경우에는 곧바로 오르는 것이 힘이 덜 든다.
 바위 면을 내려갈 때는 경사가 급해질수록 자세를 낮추고 발 전체에 균등히 체중을 실어준다.
 쇠난간이 설치된 길을 내려올 때는 쇠기둥에 발을 대고 내려오며 될 수 있으면 팔 힘을 빼지 않도록 하는 것이 좋다.

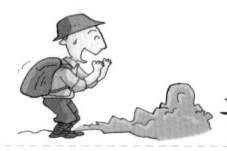
등산에 꼭 필요한 상식

● 산행 중에 쉬는 요령

 산행 중 한번 지치고 나면 다시 체력을 회복하기 어려우므로 몸과 마음이 지치거나 피로하기 전에 쉬어야 한다. 30분에 10분 휴식 같은 정해진 휴식시간이 따로 있는 것은 아니어서 대상 산길의 정도와 당일 자신의 체력, 동료들의 컨디션 등을 감안해 적절히 휴식시간을 갖는다. 몸이 산길에 적응하는 초입에는 자주 그리고 적응한 후에는 점차 길게 쉬는 간격을 잡는다. 쉬는 시간은 땀이 식으려고 하는 정도까지면 적당하다.
 한꺼번에 너무 오래 쉬거나 자주 쉬는 것은 오히려 산행리듬을 깨는 역할을 하며 무거운 배낭을 멘 경우에는 조금 빨리 걷고 쉴 때 조금 여유 있게 쉬는 것이 체력관리에 도움이 된다.
 급경사의 오르막에서는 배낭을 메고 선채로 잠시 호흡을 가다듬으며 쉰다.
 쉴 때는 바람이나 기온의 정도를 감안하여 잠시라도 방풍의를 껴입고 열량 많은 행동 식으로 체력을 보강하는 것이 좋다. 여유 있을 때는 등산화 끈을 고쳐 묶어 발의 피로를 잠시라도 풀어주는 것이 좋으며 출발하기 전에는 발목과 무릎을 간단하게 풀어준 뒤 출발하면 좋다.

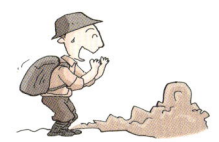

등산에 꼭 필요한 상식

● 산행시간과 거리

계획하고 있는 산행의 전체 보행량을 가능한 측정-계산하여 구간을 설정, 체력을 안배해야 한다.

대개 산행거리와 시간은 한 시간 기준으로 평지에서 여럿일 때 4킬로, 혼자서는 5킬로, 오르막에서 여럿일 때 고도 300미터, 혼자서는 고도 400미터 정도를 기준으로 본다.

자신의 체력을 4:4:2 혹은 4:3:3 정도로 오름 길 : 내림 길 : 남길 체력으로 배분하여 항상 만일의 사태에 대비해 자신의 체력을 남겨두며 산행 내내 적절히 체력을 안배해야 한다.

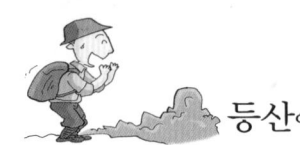
등산에 꼭 필요한 상식

산행 중 음식물 섭취방법

 보행 중 물을 많이 마시면 위의 포만감으로 걷는데 매우 불편하다. 또한 땀을 많이 흘리게 되므로 옷이 젖는 등 많은 열을 손실하게 된다. 그러나 필요이상 물을 마시지 않고 참는 것도 금물이다. 따라서 물을 적당히 마시되 입 속 가득히 일시에 마시지 않고 입안과 목을 축이는 정도로 물을 씹듯이 천천히 마시고 자주 마시는 편이 좋다.
 산행 중에는 언제나 물통에 물이 있어야 하고 산행을 마친 후에도 남아있어야 한다.
 여름철에는 땀을 많이 흘렸을 경우 소금을 섭취하는 것도 체내에 소모된 염분을 보충키 위하여 필요한 일이다. 대개의 경우 몸 안에 축적된 염분만으로 충분하다.
 소금을 복용할 경우에는 사람에 따라 가루소금을 먹으면 구토 등을 유발하는 예도 있으므로 정제로 된 소금이 복용하기에 편리할 뿐더러 휴대하기도 간편하다.
 체력을 유지하기 위하여 휴식시간을 이용하거나 걷는 도중이라도 짬짬이 서서 음식물을 섭취해서 열량을 보충하는 것이 좋다. 그러나 이때 주의할 점은 위에 부담을 주지 않고 소화가 빠르고 갈증이 없는 것이어야 한다.

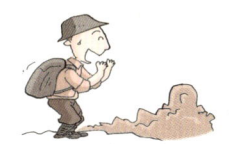
등산에 꼭 필요한 상식

등산할 때, 먹고 마시는 방법

● 등산할 때, 먹고 마시는 타이밍 맞추기

등산 음식의 키포인트는 탄수화물과 비타민을 얼마나 포함하고 있느냐. 열량과 피로 회복을 위해서는 위의 두 가지를 충분히 공급해 주는 것이 좋다. 또한, 산에서 춥다고 술을 마시거나 덥다고 찬물을 마시는 것은 체내 온도를 빼앗기기 쉬우므로 피한다.

● '배고프기 전에 먹고, 갈증 나기 전에 마셔라'

1. 등산 며칠 전에는 고기류를 먹어두는 것이 좋다.
2. 오전 7시경 등반에는 죽이 좋다.
몸이 활동하기 전이므로 기상 시간은 4시 정도로 맞춰 등반 전 3시간 정도의 공백을 두는 것이 좋다.
3. 오후 등반에는 밥·국수·감자를 먹어라.
4. 등반이 끝난 후에는 고탄수화물 식사를 하라.

등산, 여행에 꼭 필요한 응급처치 **열이 없는데도 경련을 할 때**

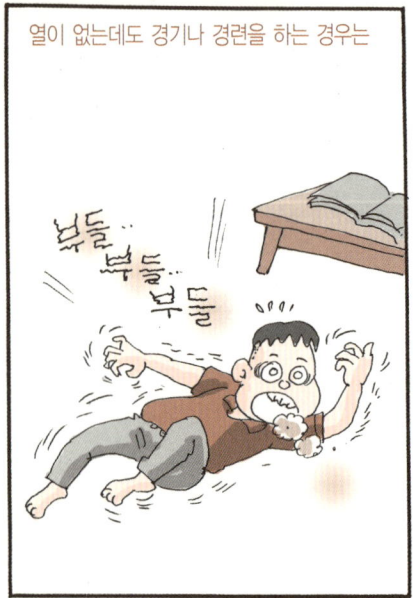

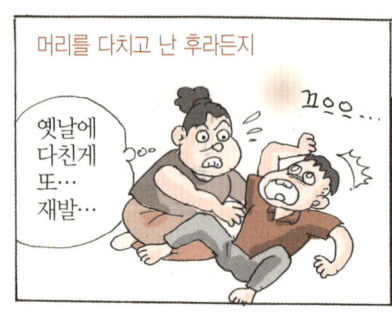

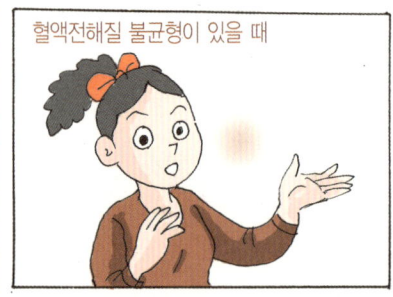

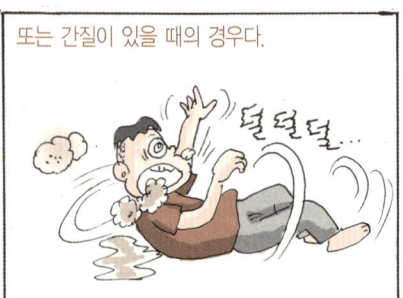

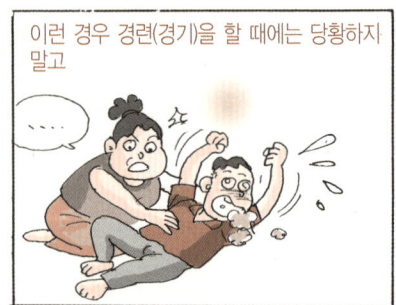

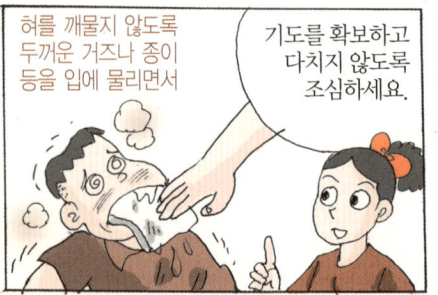

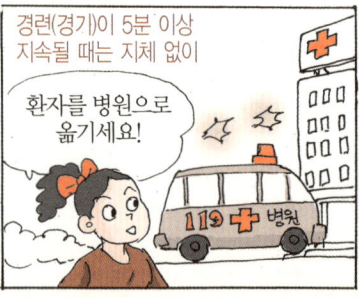

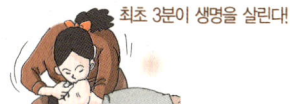

열이 없는데도 경련할 때 응급처치 방법

열이 없는데 경기를 하는 경우는 머리를 다치고 난 뒤에, 혈액전해질 불균형이 있을 때, 또는 간질이 있는 경우 등이다.

경기를 할 때에는 당황하지 말고 혀를 깨물지 않도록 두꺼운 거즈나 종이 등을 입에 물리면서 기도를 확보하고 다치지 않도록 조심해야 한다.

대개 경련은 5분 이내에 끝나게 되지만, 그 이상 지속될 때에는 빨리 가까운 병원에 가야 한다.

등산, 여행에 꼭 필요한 응급처치 — 가슴을 다쳤을 때

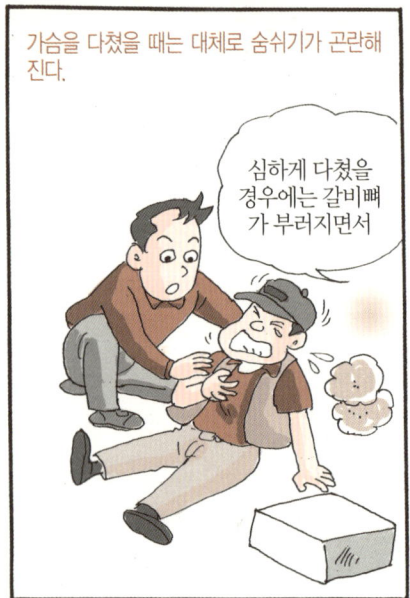

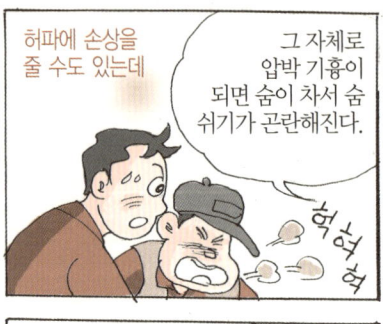

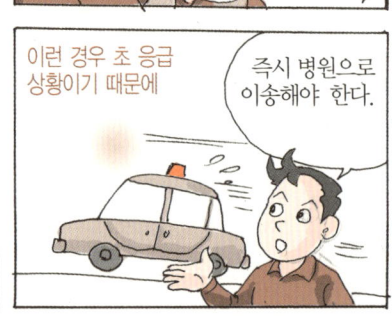

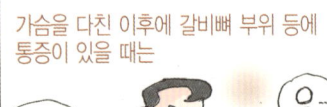

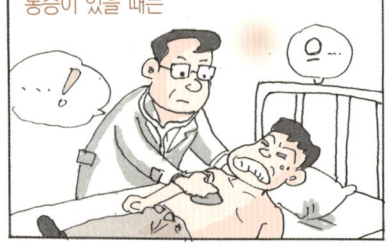

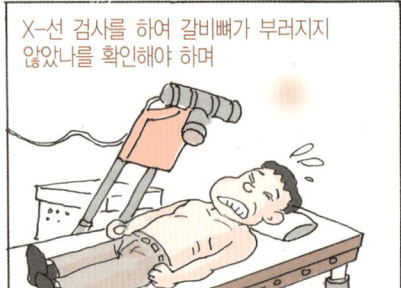

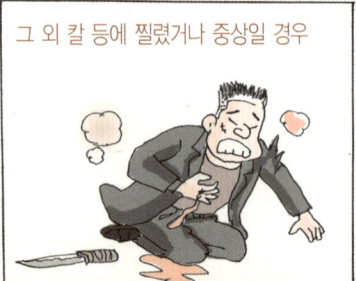

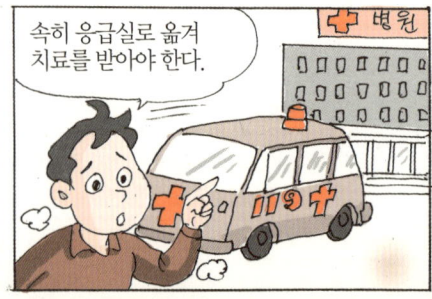

등산, 여행에 꼭 필요한 응급처치

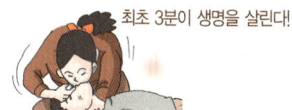

최초 3분이 생명을 살린다!

가슴을 다쳤을 때 응급처치 방법

 가슴을 다치고 난 다음에는 숨쉬기가 힘든 지의 여부가 중요하다. 대개 가슴을 심하게 다치고 난 뒤 갈비뼈가 부러지면서 허파의 손상을 줄 수도 있으며, 그 자체로 압박 기흉이 되면 심하게 숨이 차며 숨을 잘 쉴 수가 없어 초 응급 상황이며 빨리 병원에 가야 한다.
 숨쉬기가 크게 힘들지 않더라도 일단 가슴을 다친 이후에 갈비뼈 부위 등에 통증이 있을 때는 X-선 검사를 하여 갈비뼈가 부러지지 않았나를 확인해 보는 것이 좋다.
 그 외 칼 등에 찔렸거나 중상일 경우, 다른 곳에 다친 곳이 있을 경우에는 빨리 병원에 가야 한다.

등산, 여행에 꼭 필요한 응급처치 : 높은 데서 떨어졌을 때(추락사고)

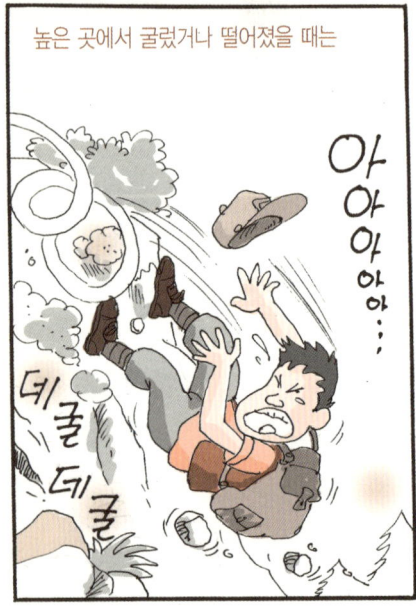
높은 곳에서 굴렀거나 떨어졌을 때는

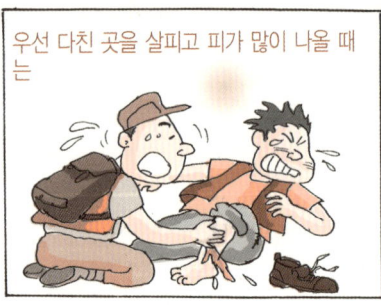
우선 다친 곳을 살피고 피가 많이 나올 때는

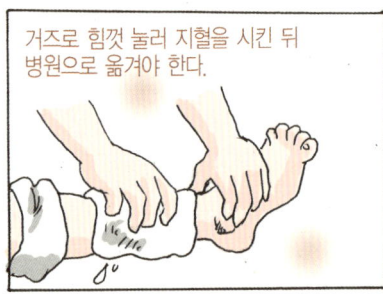
거즈로 힘껏 눌러 지혈을 시킨 뒤 병원으로 옮겨야 한다.

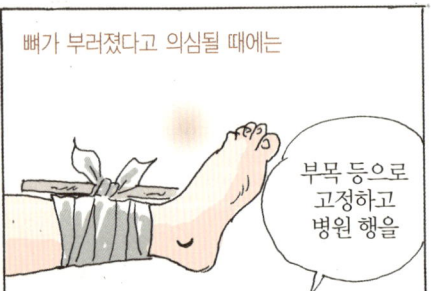
뼈가 부러졌다고 의심될 때에는 부목 등으로 고정하고 병원 행을

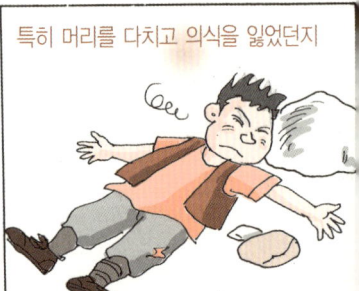
특히 머리를 다치고 의식을 잃었던지

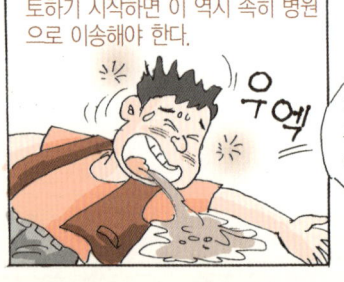
토하기 시작하면 이 역시 속히 병원으로 이송해야 한다.

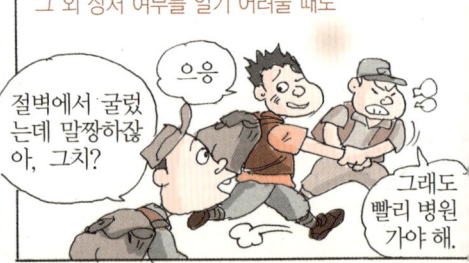
그 외 상처 여부를 알기 어려울 때도 "절벽에서 굴렀는데 말짱하잖아, 그치?" "으응" "그래도 빨리 병원 가야 해."

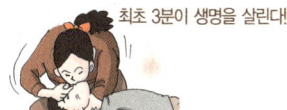

높은 데서 떨어졌을 때(추락사고) 응급처치 방법

 심하게 다친 곳은 없는지 살펴보고 피가 많이 나올 때는 깨끗한 거즈로 힘껏 눌러주면서 병원에 빨리 가야 한다.
 뼈가 부러졌다고 의심이 될 경우는(움직이기가 힘들고 심하게 부어 오를 경우) 부목 등으로 고정하고 병원에 가야 한다.
 특히 머리를 다치고 의식을 잃었다던 지, 머리가 심하게 아프고 토하며 의식이 없을 때에는 빨리 병원에 가야 한다.
 그 외 가정에서 상처 여부를 알기 어려울 때도 병원에 가야 한다.

등산, 여행에 꼭 필요한 응급처치 눈을 다쳤을 때

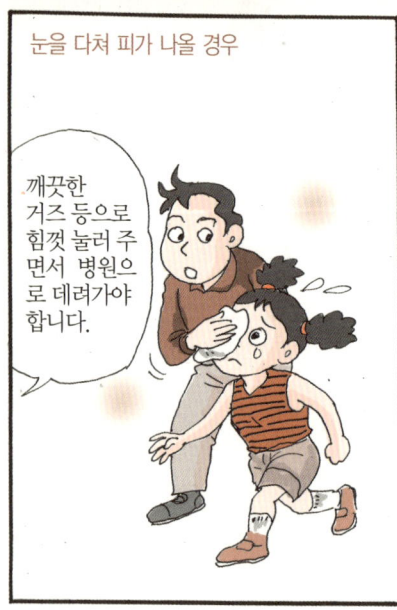
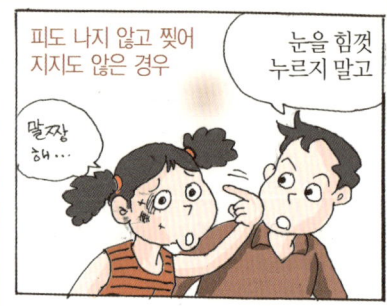
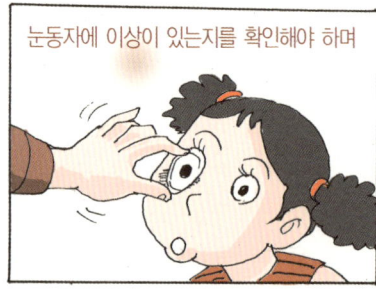
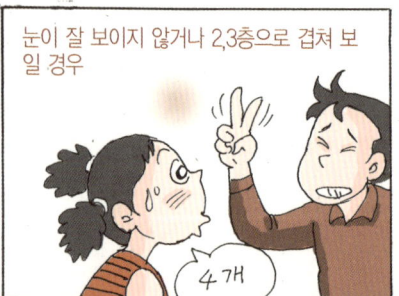
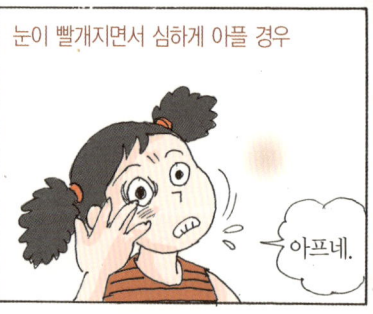
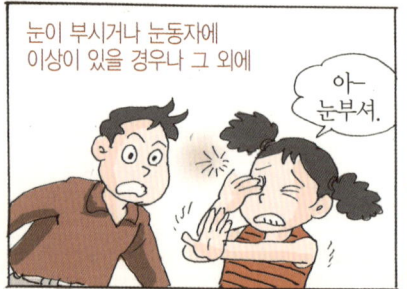
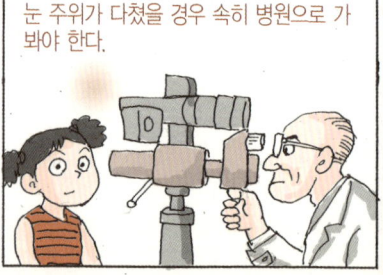

등산, 여행에 꼭 필요한
응급처치

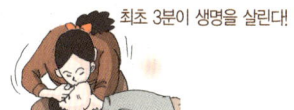
최초 3분이 생명을 살린다!

눈을 다쳤을 때 응급처치 방법

눈을 다쳐 피가 많이 나올 경우에는 깨끗한 거즈 등으로 힘껏 눌러 주면서 빨리 병원에 가야 한다.
피가 나오지도 않고 찢어지지도 않았을 경우에는 눈을 힘껏 누르지 말고 눈동자에 이상이 있는지를 확인하여야 하며,
눈이 잘 보이지 않거나
이중으로 보일 경우,
눈이 빨개지면서 심하게 아플 경우,
눈이 부시거나 눈동자에 이상이 있을 경우,
다른 곳에 다친 곳이 있을 경우에는 빨리 병원에 가야 한다.

등산, 여행에 꼭 필요한 응급처치 — 머리를 다쳤을 때

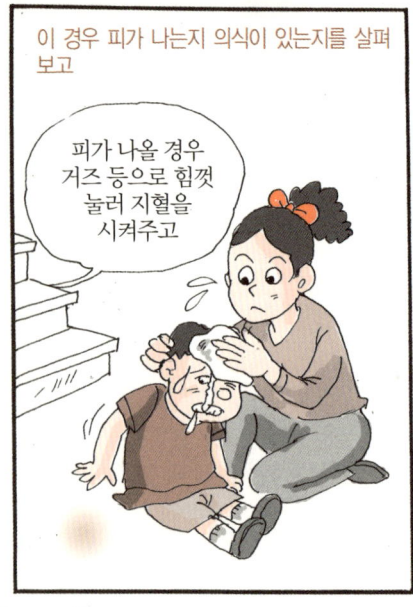

이 경우 피가 나는지 의식이 있는지를 살펴보고

피가 나올 경우 거즈 등으로 힘껏 눌러 지혈을 시켜주고

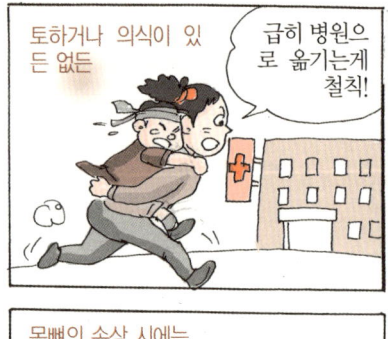

토하거나 의식이 있든 없든 급히 병원으로 옮기는게 철칙!

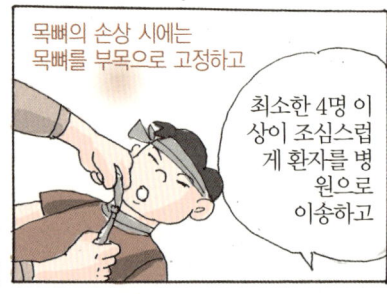

목뼈의 손상 시에는 목뼈를 부목으로 고정하고

최소한 4명 이상이 조심스럽게 환자를 병원으로 이송하고

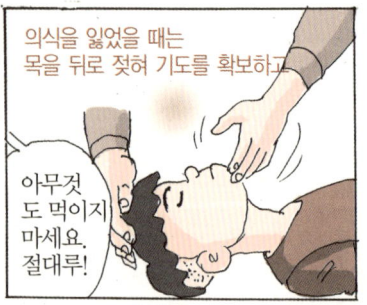

의식을 잃었을 때는 목을 뒤로 젖혀 기도를 확보하고

아무것도 먹이지 마세요. 절대루!

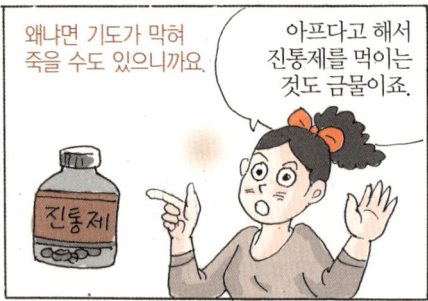

왜냐면 기도가 막혀 죽을 수도 있으니까요.

아프다고 해서 진통제를 먹이는 것도 금물이죠.

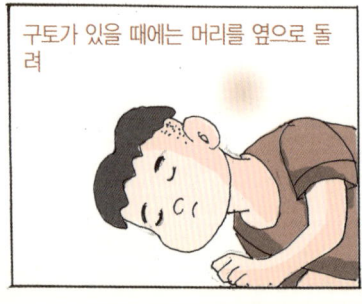

구토가 있을 때에는 머리를 옆으로 돌려

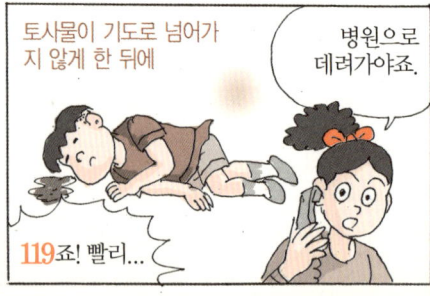

토사물이 기도로 넘어가지 않게 한 뒤에

병원으로 데려가야죠.

119죠! 빨리...

등산, 여행에 꼭 필요한 응급처치

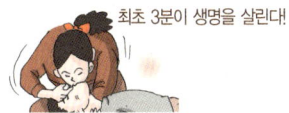

최초 3분이 생명을 살린다!

머리를 다쳤을 때 응급처치 방법

머리를 다쳤을 경우에는 일단 피가 많이 나오는지 의식을 잃었었는지 또 다른 곳에 다친 곳은 없는지 확인해 보아야 한다.

피가 많이 나올 때는 깨끗한 거즈 등으로 힘껏 눌러주고, 계속 토할 경우, 현재 의식이 없거나 의식을 잃었었을 경우, 또 다른 곳에 다친 곳이 있을 경우에는 빨리 병원에 가야 한다.

특히, 목뼈의 손상이 의심될 경우(목을 움직이기 힘들고, 몹시 아플 경우)에는 목뼈를 부목으로 고정하고 최소한 4명이 목이 움직이지 않게 부축하여 조심스럽게 병원으로 이송해야 한다.(잘못하여 사지마비가 되는 경우가 많다)

그러나 머리를 다치고 난 뒤에 찢어지지 않았으며, 토하지도 않고 다른 곳에 다친 곳이 없을 때는 집에서 상체를 일으킨 자세로 편히 쉬면서 지켜볼 수도 있으나, 머리가 심하게 아플 경우에는 병원으로 가서 X-선 검사를 받아보는 것이 좋다.

진통제는 함부로 먹이지 말고 특히 위, 십이지장 궤양이 있는 사람에서는 주의하여야 한다.

또한 의식을 잃었을 때는 일단 목을 뒤로 젖히면서 기도를 확보하고 절대 아무것도 먹여서는 안되며(왜냐하면 기도가 막혀서 죽을 수 있음) 구토가 있을 때에는 머리를 옆으로 돌려서 토사물이 기도로 넘어가지 않게 하고 빨리 병원으로 가야 한다.

등산, 여행에 꼭 필요한 응급처치 — 목을 다쳤을 때

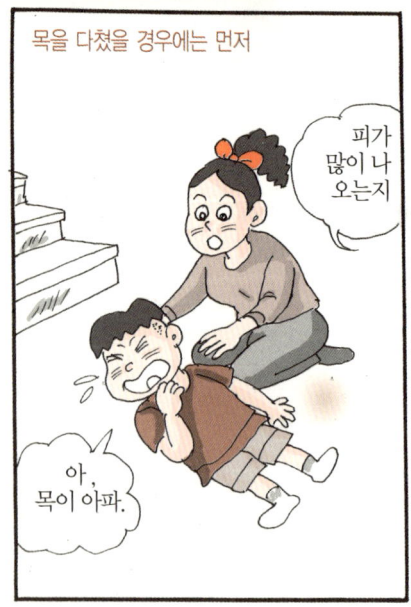

목을 다쳤을 경우에는 먼저 피가 많이 나오는지

아, 목이 아파.

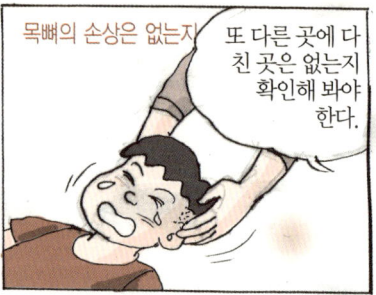

목뼈의 손상은 없는지 또 다른 곳에 다친 곳은 없는지 확인해 봐야 한다.

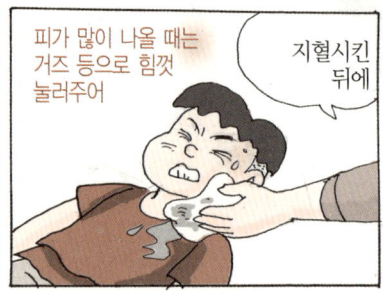

피가 많이 나올 때는 거즈 등으로 힘껏 눌러주어 지혈시킨 뒤에

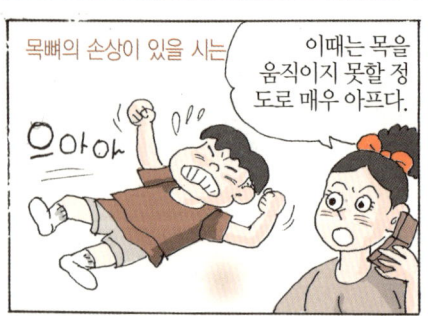

목뼈의 손상이 있을 시는 이때는 목을 움직이지 못할 정도로 매우 아프다.

오아아

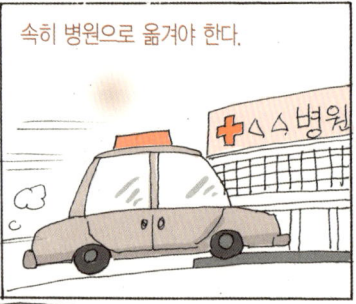

속히 병원으로 옮겨야 한다.

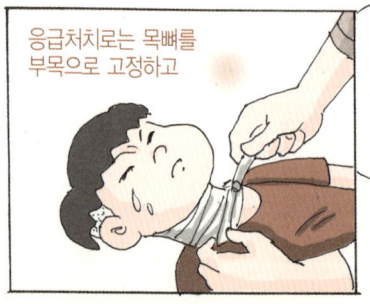

응급처치로는 목뼈를 부목으로 고정하고 최소한 4명 이상이 부축하여 조심스럽게 병원으로 이송시켜야 안전하다.

잘못 다루면 전신 마비가 올 수도 있음!

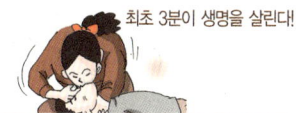

목을 다쳤을 때 응급처치 방법

 목을 다쳤을 경우에는 피가 많이 나오는지, 목뼈의 손상은 없는지 또 다른 곳에 다친 곳은 없는지 확인해 보아야 한다. 피가 많이 나올 때는 깨끗한 거즈 등으로 힘껏 눌러주며 목뼈의 손상이 의심될 때(목을 움직이지 못하고 아프다) 다른 곳에 다친 곳이 있을 때는 빨리 병원에 가야 한다.
 특히, 목뼈의 손상이 의심될 경우에는 목뼈를 부목으로 고정하고 최소한 4명이 목이 움직이지 않게 부축하여 조심스럽게 병원으로 이송해야 한다.(잘못하여 사지마비가 될 수 있다)
 그 외에 칼 등에 찔렸거나 중상일 경우에는 빨리 병원에 가야 한다.

등산, 여행에 꼭 필요한 응급처치 — 배를 다쳤을 때

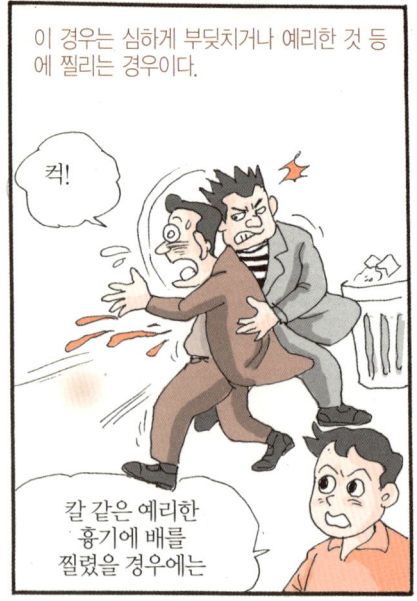

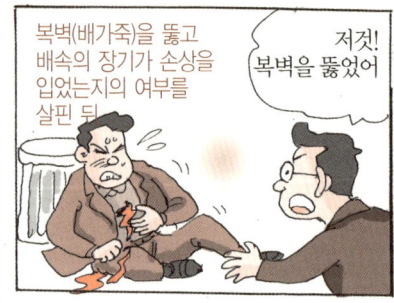

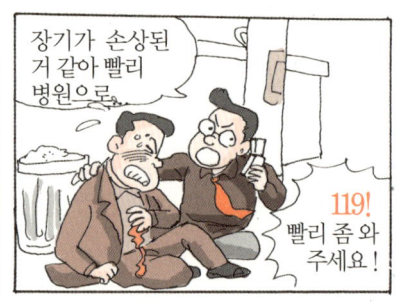

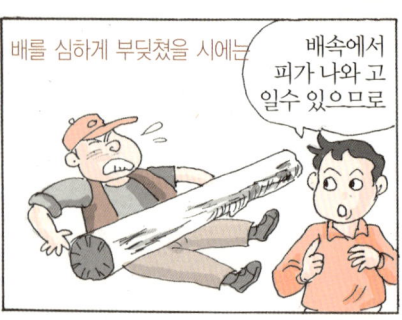

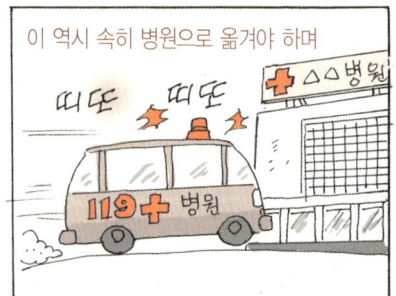

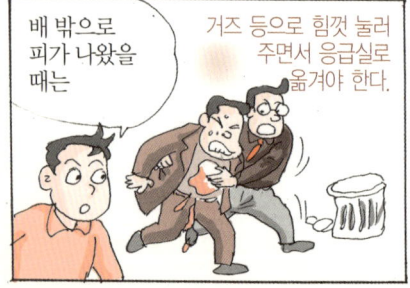

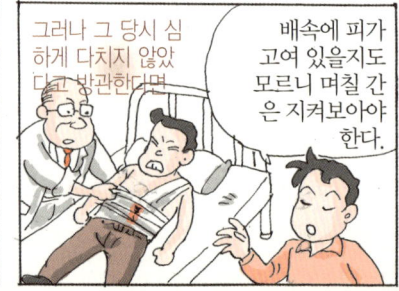

등산, 여행에 꼭 필요한 응급처치

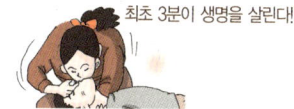

최초 3분이 생명을 살린다!

배를 다쳤을 때 응급처치 방법

 배를 다치는 경우는 배를 예리한 것에 찔리는 경우와 심하게 부딪치는 경우로 나눌 수 있다.

 배를 예리한 것에 찔렸을 때에는 예리한 물건(예-칼)이 복벽(배가죽)을 완전히 뚫고 배속의 장기에 손상을 주었는지의 여부가 중요하다. 만약 복벽을 뚫어서 배속의 장기가 손상을 입었을 경우에는 빨리 개복 수술을 하여야 하지만 복벽을 뚫지 않았을 경우에는 경과를 지켜볼 수가 있기 때문이다.

 그러나 가정에서 위의 경우를 구별하는 것은 쉽지 않으므로 일단 병원에 가는 것이 좋으며 피가 날 때에는 깨끗한 거즈 등으로 힘껏 눌러주면서 빨리 병원에 가야 한다.

 배를 심하게 부딪쳤을 경우에는 배속에서 피가 나면 빨리 수술을 해야 하므로 배속에서 피가 나는지의 여부가 중요하다. 대개 적은 충격으로는 배속에서 피가 나지 않지만 피가 나면 배가 딴딴하게 불러지면서 심하게 아프므로 배를 다치고 난 다음에는 되도록 아무 것도 먹지 말고 편히 쉬면서 잘 지켜보는 것이 중요하다.

 그러나 심하게 계속 아프며 배가 딴딴하게 불러질 경우, 다른 곳에 다친 곳이 있을 경우에는 빨리 병원에 가야 한다. 가끔 며칠이 지나고 난 다음에 배속에서 피가 나는 경우가 있으므로 며칠 간은 잘 지켜보아야 한다.

등산, 여행에 꼭 필요한 응급처치 — 손가락, 발가락이 잘라졌을 때

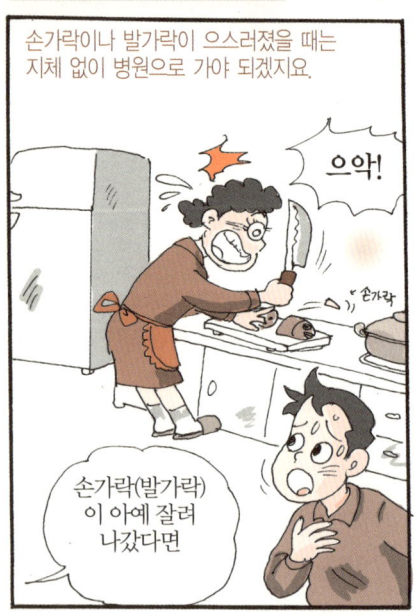

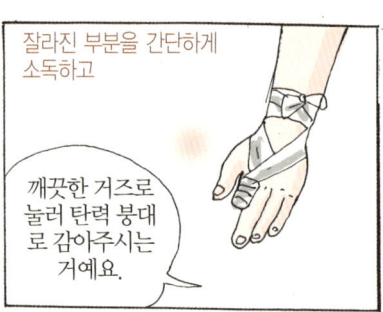

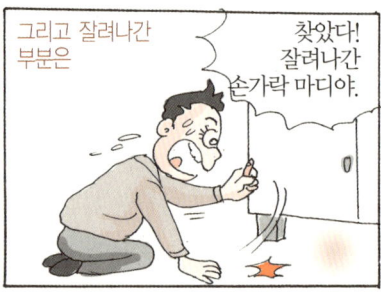

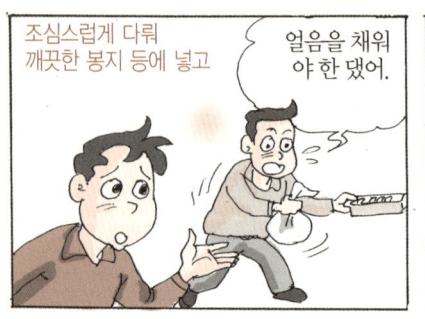

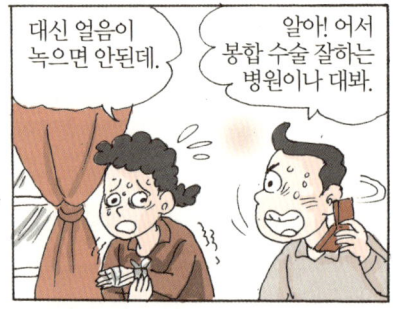

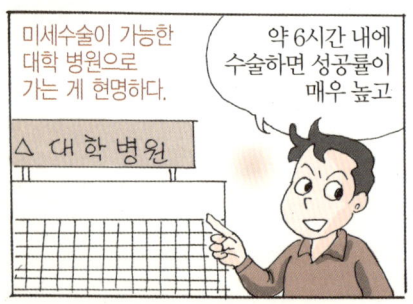

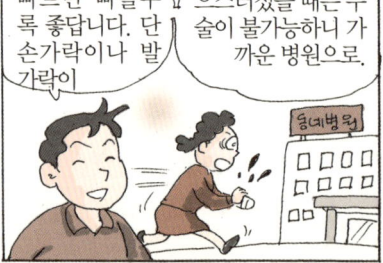

등산, 여행에 꼭 필요한 응급처치

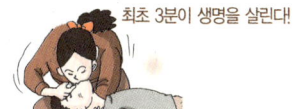
최초 3분이 생명을 살린다!

손가락, 발가락이 잘라졌을 때 응급처치 방법

 손가락이나 발가락이 잘라졌을 경우에는 우선 손가락이나 발가락이 으스러졌는지, 아니면 작두 등에 의해 예리하게 잘렸는지 여부를 확인해 보아야 한다.
 만약 작두 등에 의해 예리하게 잘렸다면 미세 수술로서 손가락이나 발가락의 재생이 가능하므로 잘라진 부분은 간단하게 소독하고 깨끗한 거즈로 눌러서 탄력붕대로 감고 잘려나간 손가락이나 발가락은 조심스럽게 깨끗한 빈 봉지 등에 넣고 주위에 얼음을 채워서 (단 얼지 않도록 하여야 한다) 빨리 미세 수술이 가능한 대학병원으로 가야한다.
 약 6시간 정도 내에 수술을 시행하면 성공률을 높일 수 있고 빠르면 빠를수록 좋다.
 손가락이나 발가락이 으스러지면서 잘라졌을 때에는 수술이 불가능하므로 신속히 가까운 병원에 가야 한다.

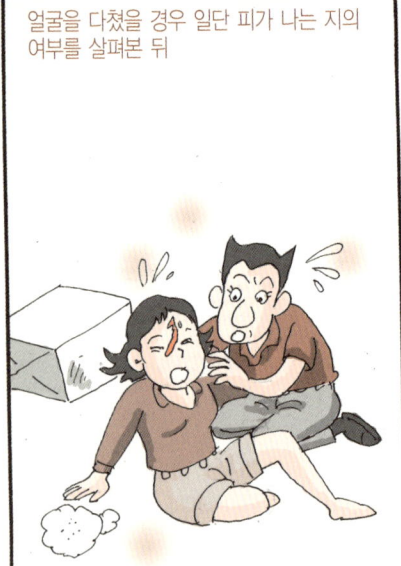
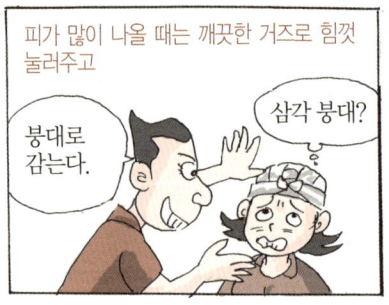
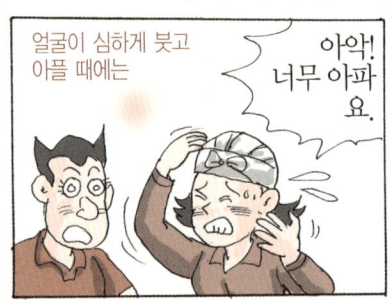
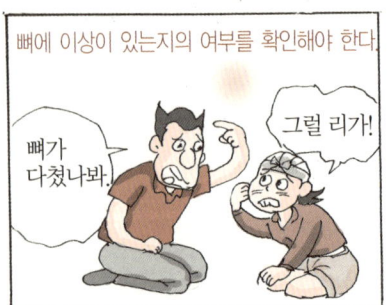
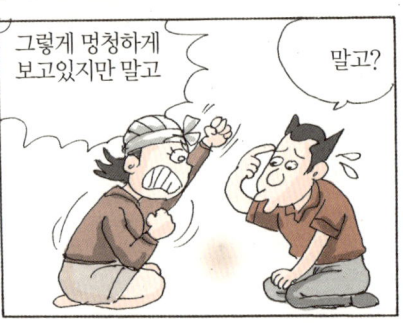
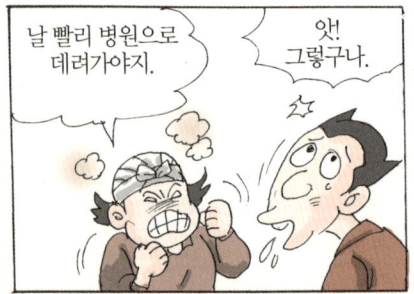
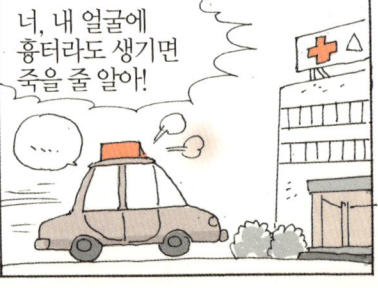

등산, 여행에 꼭 필요한
응급처치

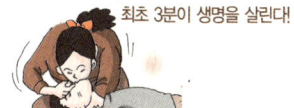
최초 3분이 생명을 살린다!

얼굴을 다쳤을 때 응급처치 방법

 얼굴을 다쳤을 경우에는 일단 피가 많이 나오는지 다른 곳에 다친 곳은 없는지 확인해 보아야 한다.
 피가 많이 나올 때는 깨끗한 거즈 등으로 힘껏 눌러주고 다른 곳에 다친 곳이 있거나 얼굴이 심하게 붓고 몹시 아픈 경우에(얼굴에 있는 뼈가 부러졌는지의 여부를 확인해야 하므로) 신속히 병원에 가야 한다.
 얼굴은 외관상 중요한 부분이므로 상처가 있을 때는 일단 병원에 가서 치료를 받는 것이 현명하다.

등산, 여행에 꼭 필요한 응급처치 — 요로 생식기를 다쳤을 때

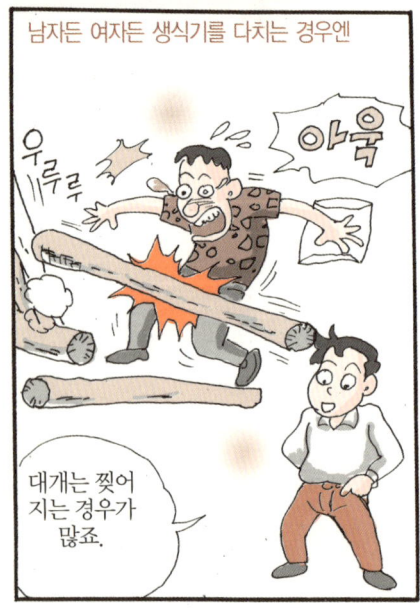

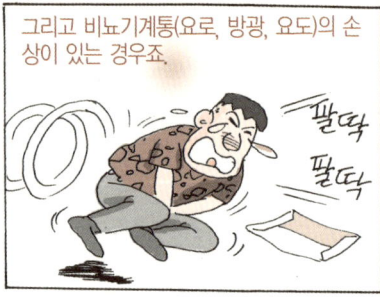

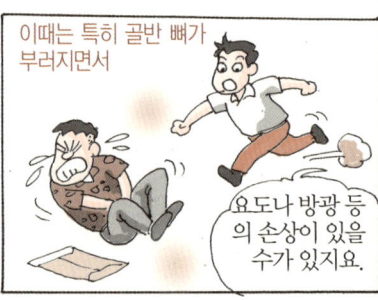

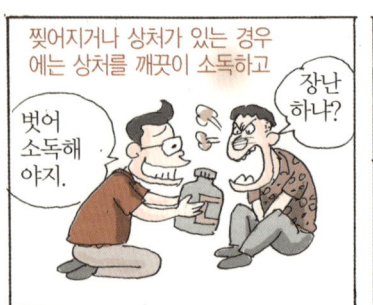

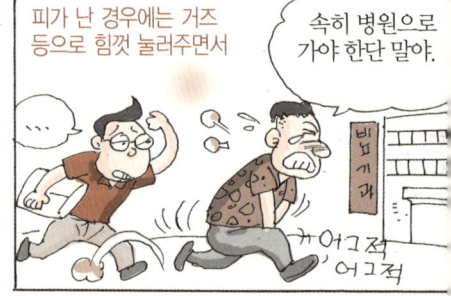

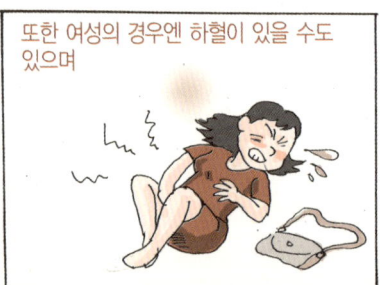

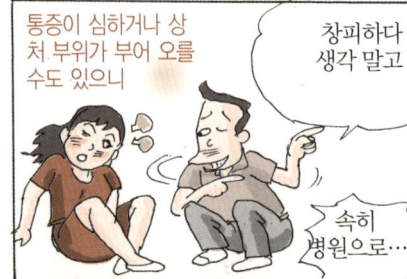

등산, 여행에 꼭 필요한 응급처치

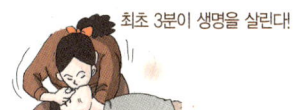

최초 3분이 생명을 살린다!

요로 생식기를 다쳤을 때 응급처치 방법

 남자든 여자든 요로 생식기를 다치는 경우는 대개 찢어지는 경우와 비뇨기계통(요로, 방광, 요도...)의 손상이 있는 경우가 있다. 특히 골반 뼈가 부러지면서 요도나 방광 등의 손상이 있을 수 있다. 찢어지거나 상처가 있는 경우에는 상처를 깨끗이 소독하고 피가 많이 날 때에는 깨끗한 거즈 등으로 힘껏 눌러주면서 빨리 병원에 가야 한다.
 또한 방광이나 요로, 콩팥 등이 다쳤을 경우는 소변에서 피가 나올 수 있는데, 이때도 빨리 병원에 가야 한다.
 여성의 경우에 다치고 난 뒤 하혈을 하게 될 때에는 빨리 병원에 가서 치료하여야 한다.
 그 외 다른 곳에 다친 곳은 없는지 확인해보아야 하고 통증이 심해지거나 소변 양이 줄어들고, 상처 부위가 점점 부어 오를 때에는 빨리 병원에 가야한다.

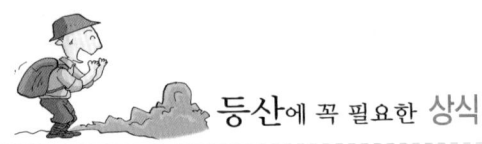
등산에 꼭 필요한 상식

꼭 알고 있어야 하는 등산기술 노하우 12가지

1. 손과 발이 시리면 모자를 써라

머리는 체온조절의 30%~50%를 담당하고 있다. 보온 모자를 쓰지 않으면 열을 외부로 발산시킨다.

몸은 추워지면 머리와 같이 생명유지에 매우 중요한 부분을 우선 따듯하게 하기 위해 팔이나 다리로 피를 덜 보내게 된다.

2. 체온을 떨어뜨리는 산의 복병들

위로 올라 갈수록 태양에 의해 덥혀진 지표에서 멀어지기 때문에 기온이 떨어지는데, 이것을 기온감률이라고 하며 100m 올라갈 때마다 0.5℃~1.0℃(평균 0.7℃)씩 떨어진다.

높은 산에 올라가면 시원한 이유이다. 또한 초속 1m의 바람이 불면 1.6℃씩 사람이 느끼는 체감온도를 떨어뜨린다.

속초의 기온이 0℃일때, 설악산 대청봉(1,708m)에 초속 5m의 바람이 불고 있다면, 체감온도는 0℃ - (17*0.7) - (1.6*5) = -20℃이다. 초속 5m의 바람은 산에서 흔히 만나는 바람으로 선풍기의 약한 바람 정도이다.

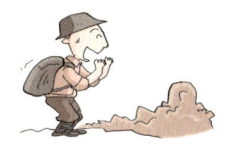# 등산에 꼭 필요한 상식

3. 등산은 에너지를 생산/보존/절약하는 기술이다.

 산이나 야외에서 체온을 36.5℃로 유지하는 것은 생명유지의 기본이다. 체온은 신체 내부의 열 또는 에너지이며 등산에 관련된 모든 의류, 장비 그리고 기술은 이 에너지를 잘 관리하는 기술인 셈이다. 즉 에너지 생산기술은 등산식량, 보존기술은 등산의류, 절약기술은 보행기술을 비롯한 여러 가지 등산기술이다.
 등산 중에는 에너지를 잘 관리하여 어떤 상황에서도 항상 체온을 유지할 수 있는 예비체력을 지니고 있어야 한다. 등산은 99%의 행운이 아니라 1%의 불운에 대비해야 한다.

4. 움직일 때 벗고, 멈추면 입어라.

 등산 중에는 외부의 기후와 내부의 체온이 상황에 따라 각각 변하지만, 체온은 항상 36.5℃를 유지하도록 옷을 수시로 입고 벗는데 이것이 레이어링 시스템(속옷/보온 옷/겉옷)이라 한다.
 속옷은 땀 흡수와 빠른 건조기능, 보온 옷은 보온과 통풍성 그리고 겉옷은 외부의 악조건을 막아주는 기능(방풍/방수 등)을 한다.
 많은 사람들은 올라갈 때 자켓 같은 겉옷을 입고 올라가며 땀을 많이 흘리다가 휴식할 때 비로소 벗는다. 반대로 해야 한다.
 노련한 등산가일수록 3가지 레이어의 옷을 여러 겹 준비하여 자주 옷을 입고 벗는다.

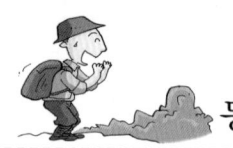
등산에 꼭 필요한 상식

5. 식량은 호주머니에 넣고 허기지기 전에 먹는다.

배낭 속의 식량은 집안에 있는 금송아지와도 같다. 대부분의 조난자들의 배낭 안에는 식량과 보온의류가 충분히 있었다는 통계가 있다.

조난의 주범인 탈진과 저체온 증을 예방하기 위해서는 시장기를 느끼기 전에 수시로 식량을 섭취해야 한다.

많이 지친 상태에서는 입맛과 소화능력이 떨어진다. 일행과 같이 올라갈 때 식량이 배낭 안에 있다면 쉽게 꺼내 먹을 수 없고 당신만의 컨디션조절에 실패한다. 동료들의 눈총을 받지 않으려면 소리가 안 나는 행동 식을 호주머니에 넣어두는 것이 좋을 것이다.

6. 육포는 비상식으로 적합하지 않다.

에너지원이 소화, 흡수되어 사용되는 순서는 탄수화물-지방-단백질 순이다. 운동 초기에는 탄수화물로부터 얻어진 포도당이 주로 사용되다가 몸이 어느 정도 덥혀지면 지방을 조금씩 분해해서 사용하다가 운동이 3시간 이상 지속되면 주 에너지원은 지방이 된다.

단백질은 평상시에는 별로 사용되지 않는다. 육포는 단백질과 지방이 주성분이고 소화도 잘 안 된다.

탈진한 조난자에게 육포를 주면 독을 주는 것과도 같다.

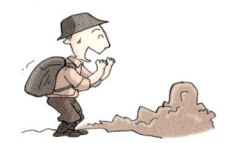
등산에 꼭 필요한 상식

비상식은 가장 빨리 포도당으로 변하는 당질의 탄수화물 식품이 좋다. 사탕, 초콜릿, 말린 과일 등

7. 땀을 많이 흘리면 손해

모든 액체는 기체로 증발할 때 주변의 열을 빼앗아 가는데, 이것을 증발열이라고 하며, 냉장고의 원리, 태풍의 에너지원이 된다.

땀이 마를 때 빼앗기는 증발열은 피부가 건조할 때 보다 200배나 많다.

등산 중 불필요한 땀을 많이 흘리면 에너지 낭비를 초래하여 저체온 증에 더 빨리 노출될 수 있다. 땀을 가급적 적게 흘리는 방법은 간단하다. 천천히 걷거나 시원하게 옷을 입는다.

등산은 단순히 운동을 위해 땀을 뻘뻘 흘리며 오르내리는 뒷산과는 다른 것이다.

8. 어떻게 하면 힘들지 않게 오를 수 있을까?

'어떻게 하면 힘을 절약할까?' 로 생각을 바꿔라. 옷과 등산화를 가볍게 하고, 불필요한 짐을 줄이고 배낭이 덜렁거리지 않게 한다.

걷는다는 것, 오른다는 것은 결국 왼발, 오른발로 무게중심을 이동해 가는 것이다. 발끝-무릎-명치를 수직으로 일치시킨 다음에

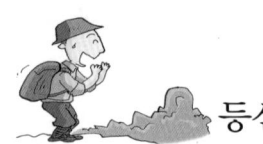
등산에 꼭 필요한 상식

일어서야 힘을 적게 사용할 수 있다.

 매 걸음마다 뒷다리를 수직으로 곧게 펴고, 앞발을 위로 편하게 올려서 0.5초~1초 정도 잠깐 휴식을 취하며, 연속동작으로 지친 다리 근육에 피로물질이 빠져나오고 산소와 영양분이 공급되는 시간을 주는 기술이 레스트스텝이다.

9. 등산을 하며 상체운동도 한다.

 하체운동으로 등반만큼 좋은 운동이 없다. 그러나 상대적으로 상체운동은 부족하다. 놀고 있는 손에 알파인스틱을 사용하면 올라가는 힘든 노동을 팔에도 분담시킬 수 있다.

 평지에서는 알파인스틱을 양손에 쥐고 뒤로 밀어주는 동작으로 전진하는 힘을 보탤 수 있다. 올라갈 때는 알파인 스틱을 위로 올려 짚고 팔을 내리누르는 힘을 주면서 체중을 분산시키며 일어서면 다리 근육의 부담을 30% 정도 줄일 수 있다. 내려올 때는 균형 잡기도 좋고, 무릎 보호도 된다.

10. 사점극복은 자동차의 기어변속과도 같다.

 등산 중에는 누구나 심장과 폐의 한계능력에 도달하여 고통스런 순간이 온다. 이것이 사점(Dead Pint)이며 이때 충분한 휴식을 취

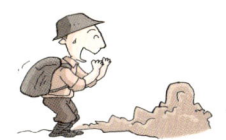
등산에 꼭 필요한 상식

하면 또다시 사점을 겪게 된다.

* 사점(dead point)

처음에 오를 때는 무척 힘든데 얼마가 지난 후엔 힘이 덜 들고 숨도 덜 찬다. 이유가 뭘까?

왜냐하면 사점(dead point)이라는 생리적 현상 때문이다.

산을 오르기 시작하면 몸 속에선 산소의 요구량이 증가한다.

우리 몸은 이런 요구에 적응하기 위해 호흡이 증가하고 서서히 열이 나면서 심장 박동이 빨라지게 된다. 사점은 우리 몸이 평온한 안정 상태에 있다가 증가하는 부하에 맞추려는 신체 반응이다.

다시 말해, 등산이나 조깅 등을 시작하면 우리 몸은 증가되는 부하에 적응할 때까지 다소 시간이 걸리는데 그 시간 까지는 견디기 힘들 정도로 호흡이 특히 가쁘고 심장박동이 증가한다.

일단 이 시점을 넘기면 폐나 심장이 변화된 환경에 맞추어 안정상태가 된다.

여기를 사점이라 하고 보통 운동 시작 후 20분쯤 후에 찾아온다.

동일한 무게의 배낭을 메고 산행을 시작하여도 체력이 좋은 사람은 사점이 안 올 수도 있다.

11. 발목을 잡는 등산화?

인체의 발목은 유연하게 움직여야 균형을 잘 잡는다. 그 발목을 등

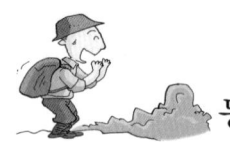
등산에 꼭 필요한 상식

산화로 조여주고 있으면 발목 유연성이 떨어져 더 잘 넘어지거나 삐끗한다.

목이 긴 중등산화는 눈이나 이물질이 들어오는 것을 방지하고, 보온력을 높이기 위해 만들어진 것이며, 겨울철이나 험한 곳을 오를 때 적합하다.

춥지 않은 계절 보통 등산로를 오를 때는 목이 짧고 가벼운 경등산화가 더 좋다. 마찰력이 낮은 바닥 창은 힘을 더 많이 쓰게 만든다. 마찰력이 좋은 바닥 창은 몸이 사뿐해진다.

그러나 부틸고무를 많이 사용하여 마찰력을 높이면 마모는 더 빨리 된다.

12. 조금 큰 배낭을 사용한다.

배낭의 크기는 등산의 가장 중요한 기본 기술인 레이어링 시스템, 등산식량의 섭취 등과 밀접한 관계가 있으며, 배낭에서 옷과 식량을 자주 넣었다 빼었다 해야 한다.

딱 맞게 빵빵하게 꾸려진 배낭은 짐을 꾸리기 불편하여 무의식 중에 이것을 자주 하지 않으려고 한다. 조금 여유 있게 큼지막한 배낭을 사용하여 수납을 편하게 해야 한다.

짐이 적게 들어가 헐렁해진 배낭은 옆의 당김 끈을 사용하여 조여준다.

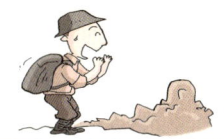 등산에 꼭 필요한 상식

 골반 뼈를 감싸듯이 허리벨트를 착용하면 배낭무게가 분산되어 어깨의 부담을 덜 수 있다. 배낭이 어깨와 등쪽으로 밀착되지 않거나 덜렁거리게 무언가를 매달면 그만큼 힘이 분산되어 에너지의 낭비가 많아진다.

등산, 여행에 꼭 필요한 응급처치 - 팔 또는 다리를 다쳤을 때

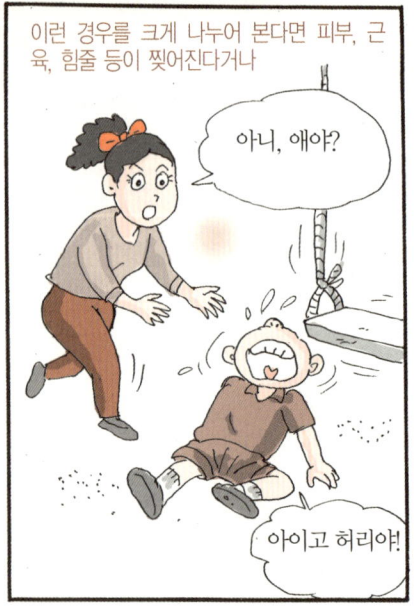

이런 경우를 크게 나누어 본다면 피부, 근육, 힘줄 등이 찢어진다거나

아니, 애야?

아이고 허리야!

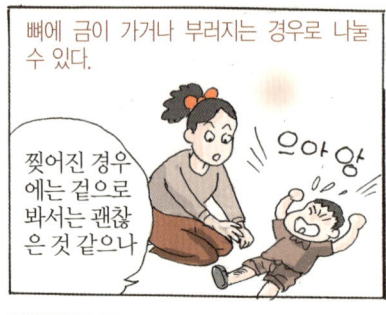

뼈에 금이 가거나 부러지는 경우로 나눌 수 있다.

찢어진 경우에는 겉으로 봐서는 괜찮은 것 같으나

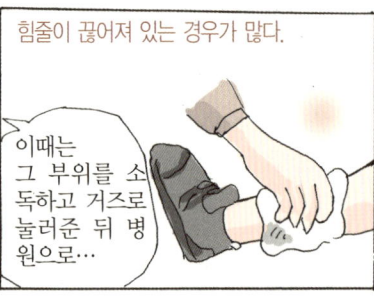

힘줄이 끊어져 있는 경우가 많다.

이때는 그 부위를 소독하고 거즈로 눌러준 뒤 병원으로…

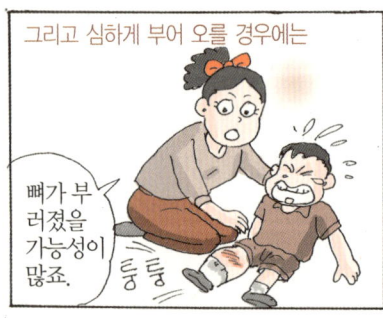

그리고 심하게 부어 오를 경우에는

뼈가 부러졌을 가능성이 많죠.

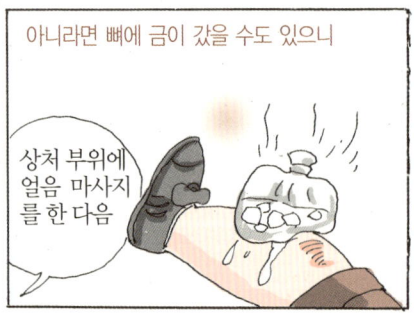

아니라면 뼈에 금이 갔을 수도 있으니

상처 부위에 얼음 마사지를 한 다음

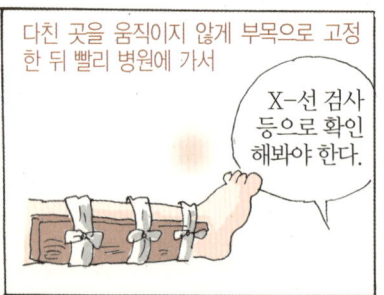

다친 곳을 움직이지 않게 부목으로 고정한 뒤 빨리 병원에 가서

X-선 검사 등으로 확인해봐야 한다.

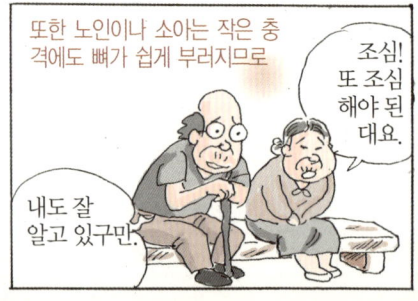

또한 노인이나 소아는 작은 충격에도 뼈가 쉽게 부러지므로

조심! 또 조심해야 된대요.

내도 잘 알고 있구만.

등산, 여행에 꼭 필요한 응급처치

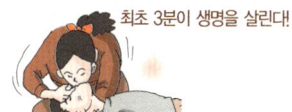
최초 3분이 생명을 살린다!

팔 또는 다리를 다쳤을 때 응급처치 방법

 팔 또는 다리, 손목, 발목 등을 다치는 경우는 크게 나누어 본다면 피부, 근육, 힘줄 등이 찢어지는 경우, 삐는 경우, 뼈에 금이 가거나 부러지는 경우 등으로 나눌 수 있다. 따라서 다쳤을 경우에는 찢어지면서 피가 많이 나오는지, 다른 곳에 다친 곳은 없는지, 다친 부위가 부어 오르면서 심하게 아프고 움직이기가 힘든지를 알아보아

 찢어졌을 경우에는 겉에서 보아서 괜찮은 것 같아도 힘줄이 끊어져있는 경우가 많은데(특히 손을 다쳤다) 힘줄이 끊어지면 움직일 수가 없으므로 소독하고 깨끗한 거즈로 눌러주면서 병원에 가서 확인해 보아야 한다.

 다치고 난 뒤, 다친 부위가 심하게 부어 오르면서 심하게 아플 경우에는 뼈가 부러졌을 가능성이 많지만 삐었거나 금이 갔을 수도 있으므로 다치고 난 뒤에 부어 오르고 아플 경우에는 얼음 마사지 등을 하고 다친 곳을 움직이지 않게 부목 등으로 고정하며 빨리 병원에 가서 X-선 검사 등으로 확인해보는 것이 좋다.

 또한 소아나 노인인 경우에는 작은 충격에도 뼈가 쉽게 부러질 수 있으므로 주의하여야 한다.

등산, 여행에 꼭 필요한 응급처치 — 허리 또는 옆구리를 다쳤을 때

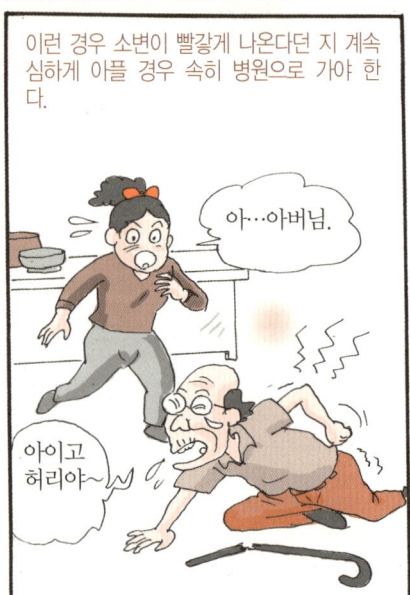

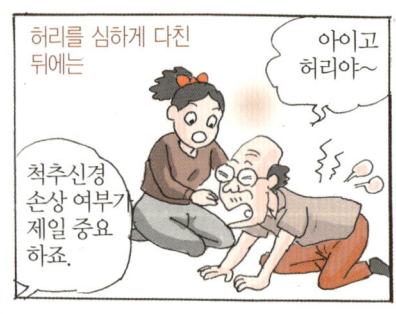

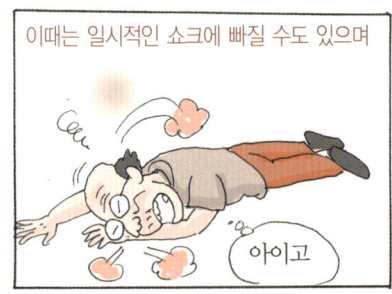

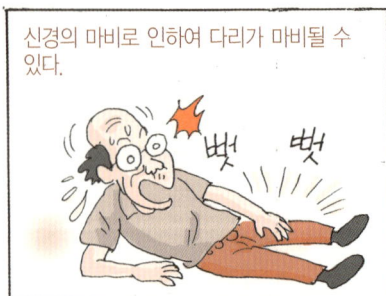

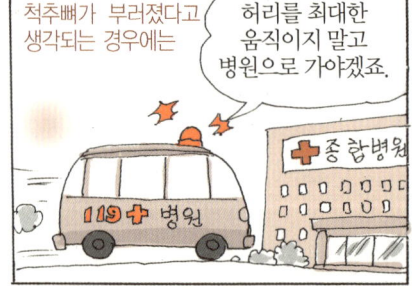

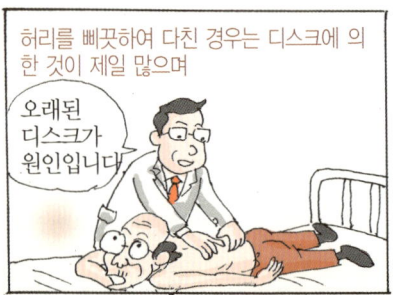

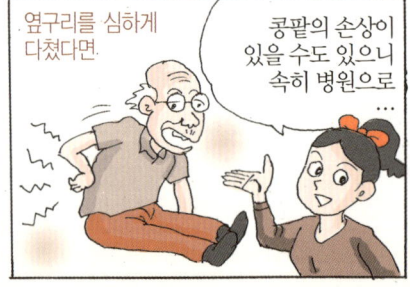

등산, 여행에 꼭 필요한 응급처치

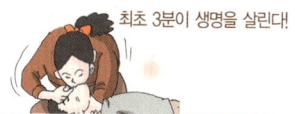
최초 3분이 생명을 살린다!

허리 또는 옆구리를 다쳤을 때 응급처치 방법

허리나 옆구리를 다쳤을 경우에는 피가 많이 나오는지, 다른 곳에 다친 곳은 없는지, 소변이 빨갛게 나오지 않는지를 확인해 보아야 한다.

피가 많이 나올 경우에는 깨끗한 거즈 등으로 힘껏 눌러주며 빨리 병원에 가야 한다.

다른 곳에 다친 곳이 있을 경우, 소변이 빨갛게 나올 경우, 계속 심하게 아플 경우에는 빨리 병원에 가야 한다.

허리를 심하게 다친 뒤에는 척추신경의 손상의 여부가 제일 중요한데, 척추신경이 손상되면 일시적으로 쇼크에 빠질 수 있고 신경의 마비로 인하여 다리가 마비될 수 있으며 대소변을 볼 수 없게 되는 경우가 많다. 따라서 허리를 심하게 다쳐서 척추 뼈가 부러졌다고 생각되는 경우(허리를 움직일 수 없고 심하게 아프다)에는 허리를 최대한 움직이지 않게 고정하며 빨리 병원에 가야 한다. 그러나 물건 등을 들다가 허리가 삐끗하면서 다친 경우에는 디스크에 의한 것이 제일 많으며, 딱딱한 침대에서 편히 쉬면서 잘 지켜보아야 한다.

옆구리를 심하게 다쳤다면 콩팥의 손상이 있을 수 있는데 이때에는 대개 소변이 빨갛게 나오게 된다. 가정에서는 위의 증상들이 있는지 확인하며 편히 쉬면서 위 증상들이 있을 때에는 빨리 병원에 가야 한다.

등산, 여행에 꼭 필요한 응급처치 팔 또는 다리가 갑자기 마비되었을 때

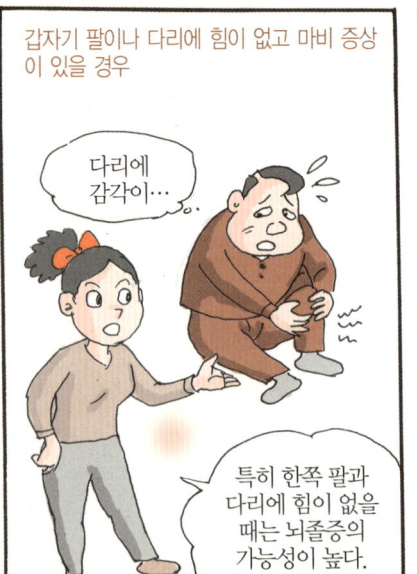

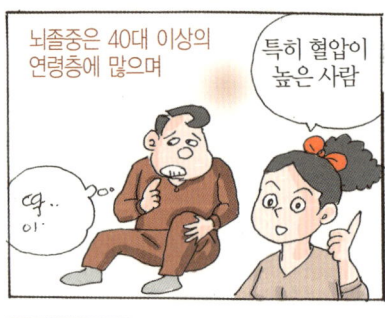

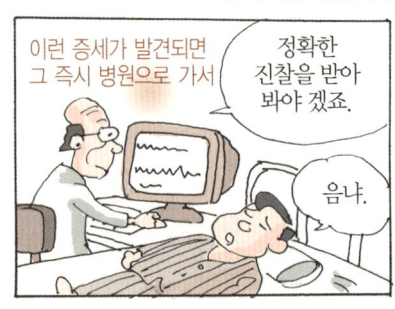

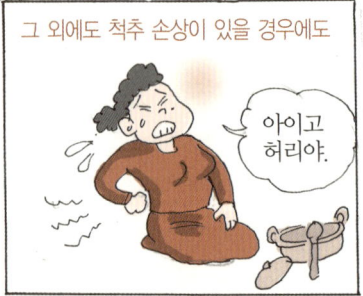

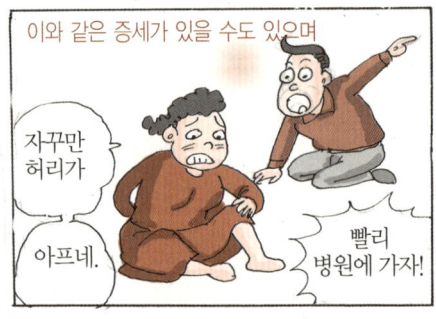

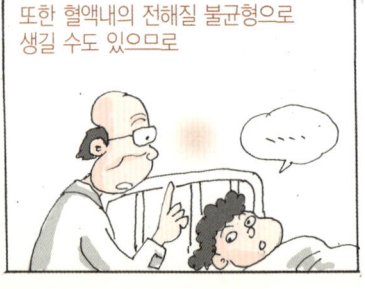

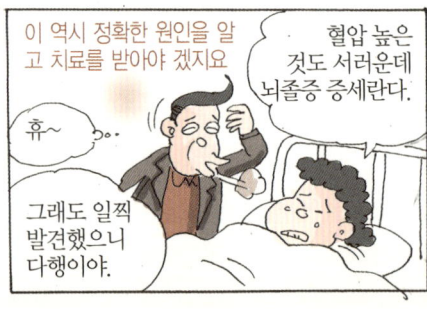

등산, 여행에 꼭 필요한 응급처치

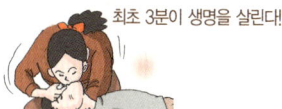

최초 3분이 생명을 살린다!

팔 또는 다리가 갑자기 마비되었을 때 응급처치 방법

갑자기 팔이나 다리에 힘이 없고 마비 증상이 있을 경우(특히 한쪽 팔과 다리에)에는 뇌졸중의 가능성이 높으며, 특히 40대 이상의 혈압 높은 사람에게서 잘 생기고 빨리 병원에 가야 한다.

그 외에 척추신경의 손상이 있을 경우에도 위 증상이 있을 수 있고 혈액내의 전해질 불균형으로도 생길 수 있으므로 병원에 가서 원인을 알아내고 치료하여야 한다.

등산, 여행에 꼭 필요한 응급처치 — 개나 기타 짐승에 물렸을 때

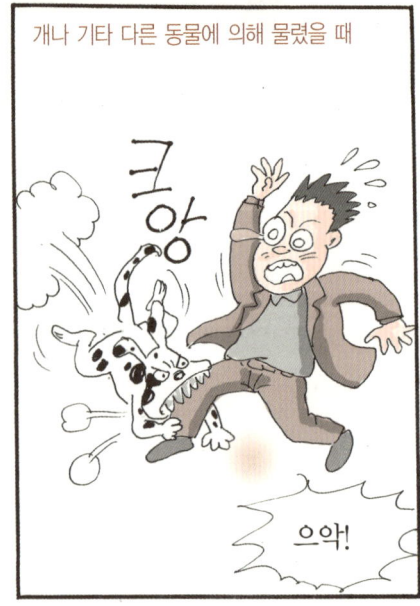
개나 기타 다른 동물에 의해 물렸을 때
으악!

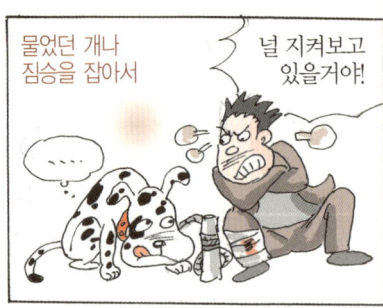
물었던 개나 짐승을 잡아서
널 지켜보고 있을거야!

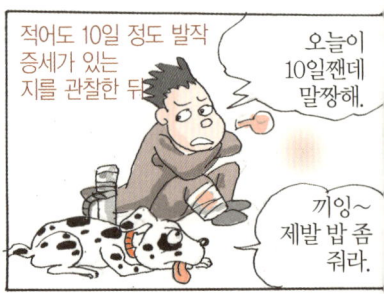
적어도 10일 정도 발작 증세가 있는지를 관찰한 뒤
오늘이 10일짼데 말짱해.
끼잉~ 제발 밥 좀 줘라.

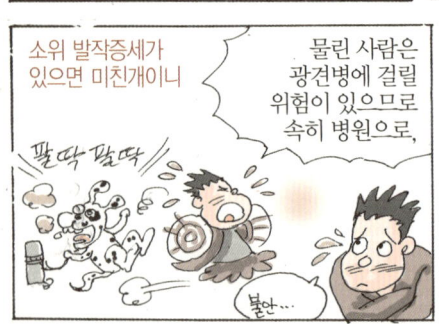
소위 발작증세가 있으면 미친개이니 물린 사람은 광견병에 걸릴 위험이 있으므로 속히 병원으로.

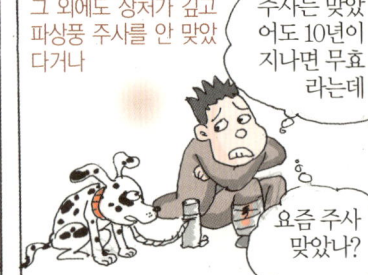
그 외에도 상처가 깊고 파상풍 주사를 안 맞았다거나
주사는 맞았어도 10년이 지나면 무효라는데
요즘 주사 맞았나?

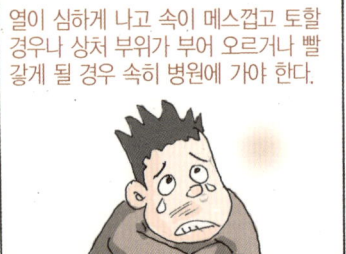
열이 심하게 나고 속이 메스껍고 토할 경우나 상처 부위가 부어 오르거나 빨갛게 될 경우 속히 병원에 가야 한다.

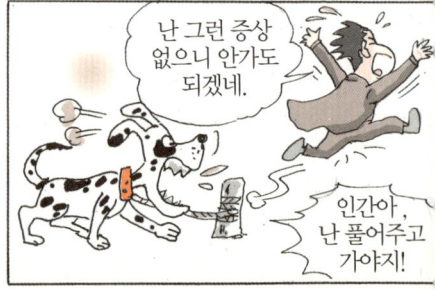
난 그런 증상 없으니 안가도 되겠네.
인간아, 난 풀어주고 가야지!

등산, 여행에 꼭 필요한 응급처치

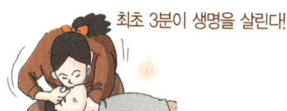

최초 3분이 생명을 살린다!

개나 짐승에 물렸을 때 응급처치 방법

 상처 부위의 이물을 없애주고 깨끗하게 소독한다.
 또한 물었던 개나 짐승을 잡아서 적어도 10일 정도 발작증세가 있는지를 관찰하여야 한다.
 만약 발작 증세가 생긴다면 소위 말하는 미친개이고 물린 사람은 광견병에 걸릴 가능성이 높으므로 빨리 병원에 가야 한다.
 그 외에 상처 부위가 깊게 파이고 파상풍 예방주사를 맞은 지가 10년이 지났거나,
 열이 심하게 날 경우,
 속이 메스껍거나 토할 경우,
 상처 부위가 부어 오르고 빨갛게 될 경우에도 신속히 병원에 가야 한다.

등산, 여행에 꼭 필요한 응급처치: 뱀에 물렸을 때

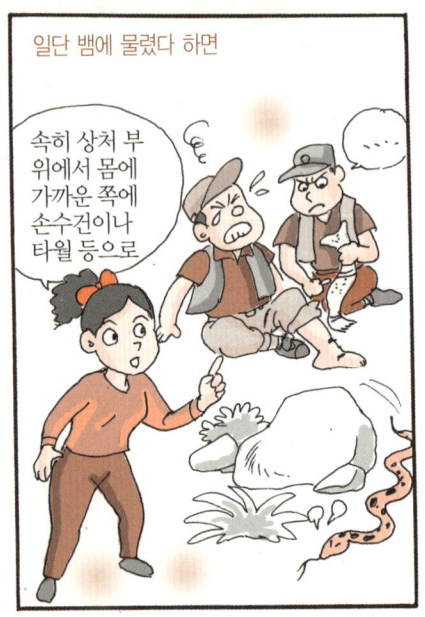

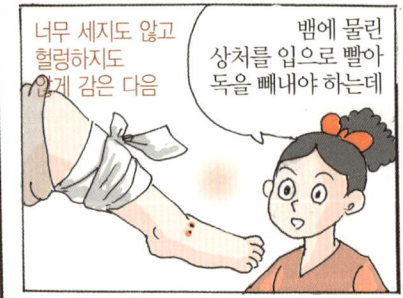

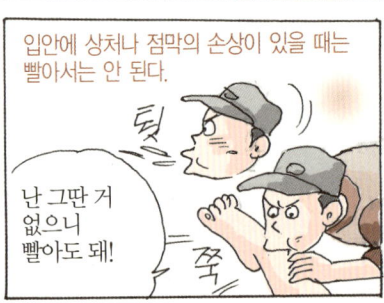

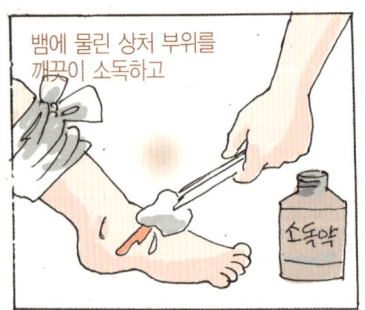

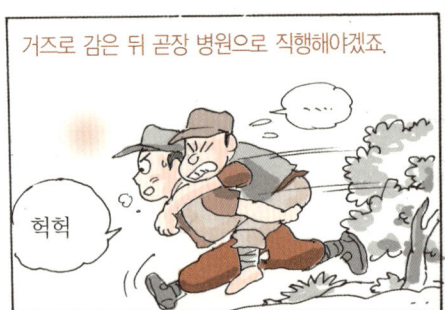

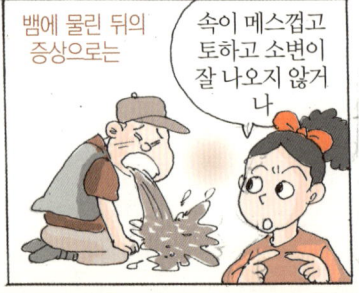

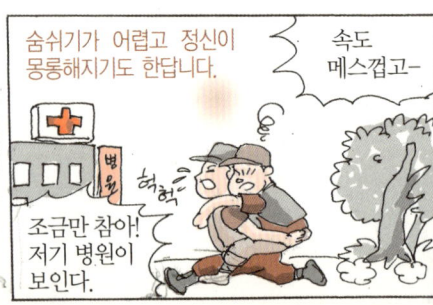

등산, 여행에 꼭 필요한 응급처치

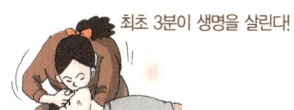

최초 3분이 생명을 살린다!

뱀에 물렸을 때 응급처치 방법

일단 뱀에 물렸을 때에는 빨리 상처 부위에서 몸에 가까운 쪽에 손수건이나 타월 등으로 너무 세지도 않고 너무 헐렁하지도 않게 감아야 한다.

입안에 상처가 있거나 입술 점막의 손상이 있는 경우에는 상처를 입으로 빨아서는 안 된다.

그 이후 상처 부위를 깨끗이 소독하고 깨끗한 거즈 등으로 감고 빨리 병원에 가야 한다.

그 외에 상처가 깊거나 크고 상처 부위가 빨갛게 부어 오르거나 아플 경우,

속이 메스껍거나 토할 경우,

소변이 잘 나오지 않거나 빨간색 소변이 나올 경우,

숨쉬기가 어렵거나 정신이 맑지 않을 경우,

그 외의 이상이 있을 경우에는 언제라도 병원에 가야 한다.

등산, 여행에 꼭 필요한 응급처치 — 벌이나 작은 곤충에 쏘였을 때

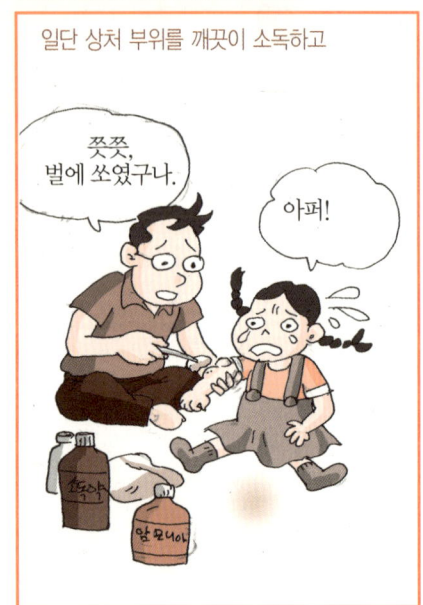
일단 상처 부위를 깨끗이 소독하고
쯧쯧, 벌에 쏘였구나.
아퍼!

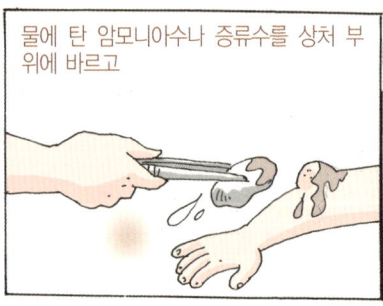
물에 탄 암모니아수나 증류수를 상처 부위에 바르고

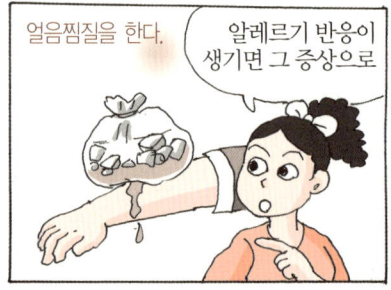
얼음찜질을 한다.
알레르기 반응이 생기면 그 증상으로

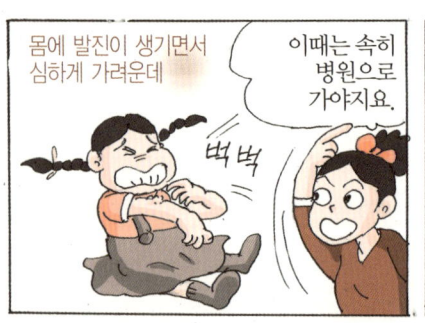
몸에 발진이 생기면서 심하게 가려운데
벅벅
이때는 속히 병원으로 가야지요.

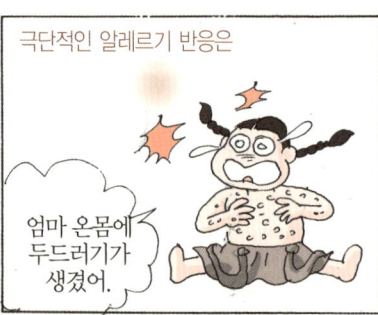
극단적인 알레르기 반응은
엄마 온몸에 두드러기가 생겼어.

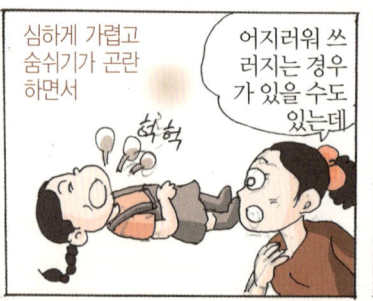
심하게 가렵고 숨쉬기가 곤란하면서
헉헉
어지러워 쓰러지는 경우가 있을 수도 있는데

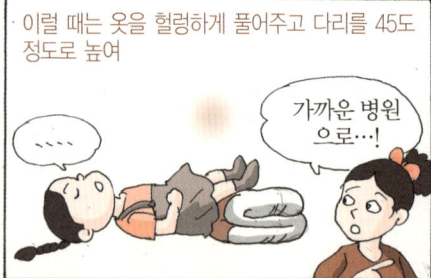
이럴 때는 옷을 헐렁하게 풀어주고 다리를 45도 정도로 높여
가까운 병원으로…!

등산, 여행에 꼭 필요한 응급처치

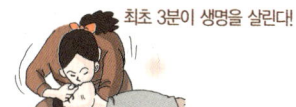

벌이나 작은 곤충에 쏘였을 때 응급처치 방법

 일단 상처 부위를 깨끗이 소독하고 물에 탄 암모니아수나 증류수를 상처 부위에 바르며 얼음찜질을 한다.
 알레르기 반응이 생기면 몸에 발진이 생기면서 심하게 가려운데 이때는 병원에 가야 한다.
 극단적인 알레르기 반응으로 몸 전체에 발진이 생기면서 심하게 가렵고, 숨쉬기가 힘들며, 어지러워 쓰러지는 경우가 있을 수 있는데, 이러한 경우에는 옷을 헐렁하게 풀어주고 다리를 45도 정도 높이면서 빨리 가까운 병원에 가도록 한다.
 그 외에 상처 부위가 빨갛게 부어 오르고 심하게 아플 때에도 병원에 가도록 한다.

등산, 여행에 꼭 필요한 응급처치 — 갑자기 심하게 숨이 찰 때

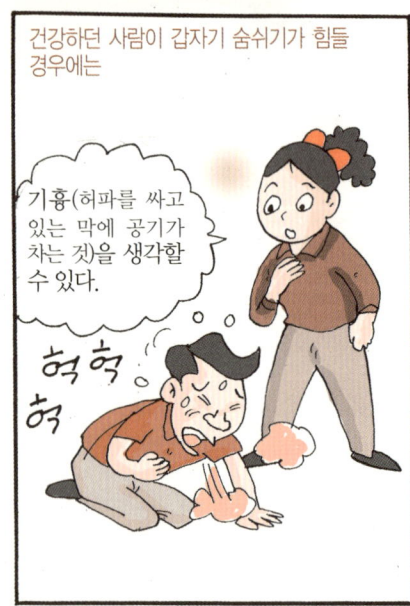

건강하던 사람이 갑자기 숨쉬기가 힘들 경우에는

기흉(허파를 싸고 있는 막에 공기가 차는 것)을 생각할 수 있다.

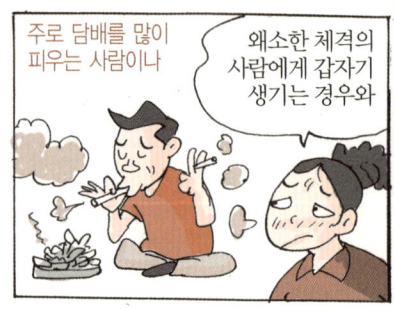

주로 담배를 많이 피우는 사람이나 왜소한 체격의 사람에게 갑자기 생기는 경우와

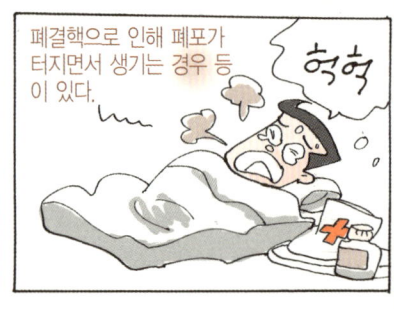

폐결핵으로 인해 폐포가 터지면서 생기는 경우 등이 있다.

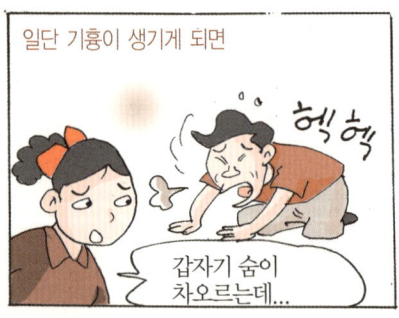

일단 기흉이 생기게 되면

갑자기 숨이 차오르는데...

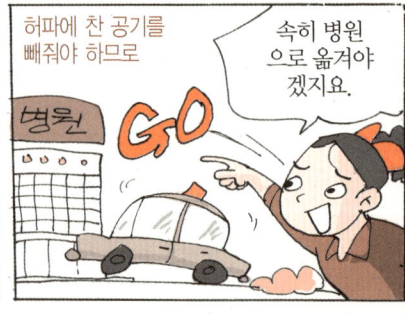

허파에 찬 공기를 빼줘야 하므로

속히 병원으로 옮겨야겠지요.

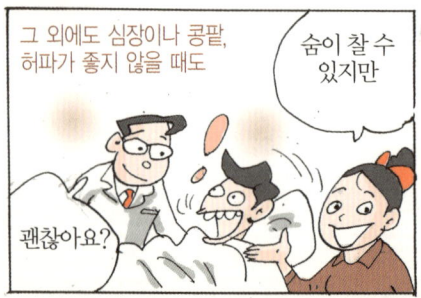

그 외에도 심장이나 콩팥, 허파가 좋지 않을 때도

숨이 찰 수 있지만

괜찮아요?

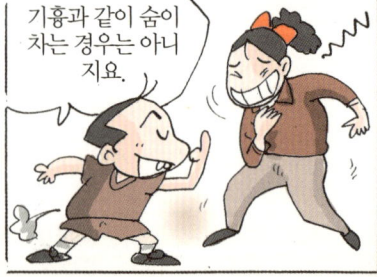

기흉과 같이 숨이 차는 경우는 아니지요.

등산, 여행에 꼭 필요한 응급처치

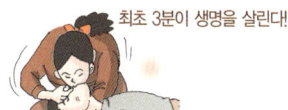
최초 3분이 생명을 살린다!

갑자기 심하게 숨이 찰 때 응급처치 방법

평소에 건강하던 사람이 갑자기 숨쉬기가 힘들 경우에는 기흉(허파를 싸고 있는 막에 공기가 찬다)을 생각할 수 있다. 주로 담배를 많이 피우고 몸이 가는 체격의 사람에게서 이유 없이 갑자기 생기는 경우와 결핵으로 인해 폐포가 터지면서 생기는 경우 등이 있다.

일단 기흉이 생기게 되면 숨이 갑자기 심하게 차게되며 공기를 빼주어야 숨이 차지 않게 되므로 빨리 병원에 가야 한다. 나이가 많은 사람에게서 심한 기흉으로 사망하는 경우도 있으므로 빨리 병원에 가야 한다.

그 외에 심장이나 콩팥, 허파가 좋지 않을 때도 숨이 심하게 찰 수 있지만 기흉과 같이 시간까지 알아맞힐 정도로 갑자기 숨이 찬 경우는 드물다. 그러나 서서히 숨이 차고 움직이면 더욱 심하게 숨이 차면서 어지럽고 몸이 부으며, 소변 양이 적을 때에는 빨리 병원에 가서 치료를 받아야 한다.

등산, 여행에 꼭 필요한 응급처치 — 가슴이 아프다면서 쓰러졌을 때

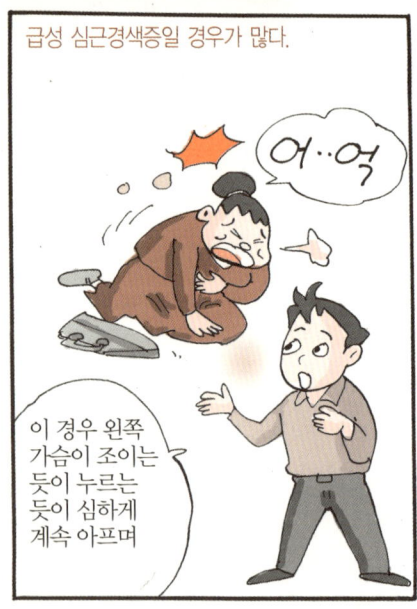

급성 심근경색증일 경우가 많다.
이 경우 왼쪽 가슴이 조이는 듯이 누르는 듯이 심하게 계속 아프며

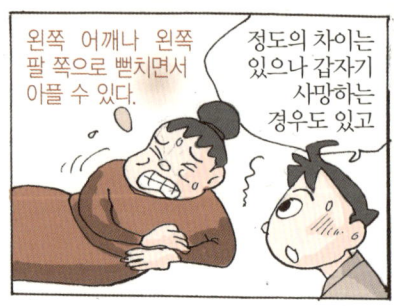

왼쪽 어깨나 왼쪽 팔 쪽으로 뻗치면서 아플 수 있다.
정도의 차이는 있으나 갑자기 사망하는 경우도 있고

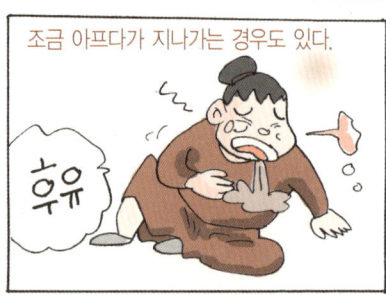

조금 아프다가 지나가는 경우도 있다.

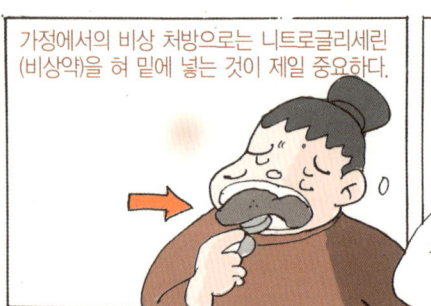

가정에서의 비상 처방으로는 니트로글리세린(비상약)을 혀 밑에 넣는 것이 제일 중요하다.

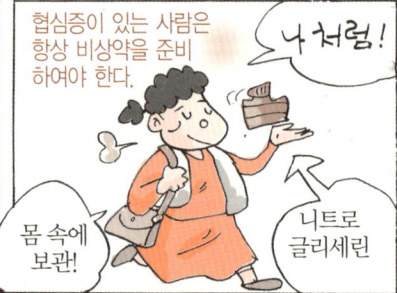

협심증이 있는 사람은 항상 비상약을 준비하여야 한다.
나처럼!
몸 속에 보관!
니트로글리세린

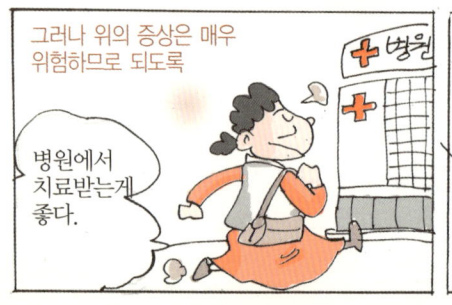

그러나 위의 증상은 매우 위험하므로 되도록 병원에서 치료받는게 좋다.

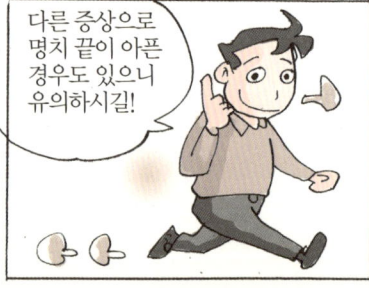

다른 증상으로 명치 끝이 아픈 경우도 있으니 유의하시길!

등산, 여행에 꼭 필요한 응급처치

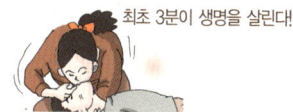

최초 3분이 생명을 살린다!

가슴이 아프다면서 쓰러졌을 때 응급처치 방법

 급성 심근경색증이 생기면 갑자기 왼쪽 가슴이 조이는 듯이, 누르는 듯이, 심하게 계속 아프며 왼쪽 어깨 또는 왼쪽 팔 쪽으로 뻗치면서 아플 수 있다.
 정도의 차이가 있어 갑자기 죽는 경우도 있고 조금 아프다가 지나가는 수도 있다.
 가정에서는 니트로 글리세린(비상약)을 혀 밑에 넣는 것이 제일 중요하다. 따라서 평소에 협심증이 있던 사람은 니트로 글리세린을 항상 몸에 지니고 다녀야 한다.
 그러나 위의 증상이 있을 경우에는 무척 위험하므로 빨리 병원에 가야 되며, 때때로 명치 끝이 몹시 아픈 경우도 있으므로 주의를 하여야 한다.
 그 외에 가슴이 아프면서 쓰러질 수 있는 원인은 많고 위 증상이 있을 때는 빨리 병원을 가야 한다.

등산, 여행에 꼭 필요한 응급처치 간질환이 있던 사람이 쓰러졌을 때

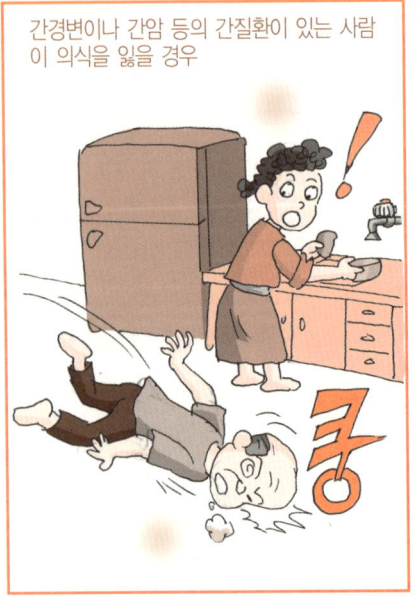

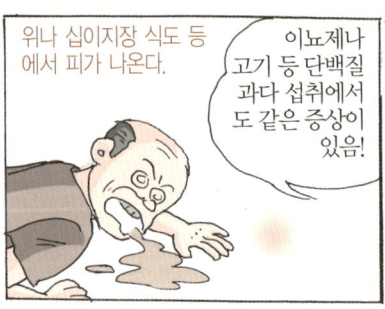

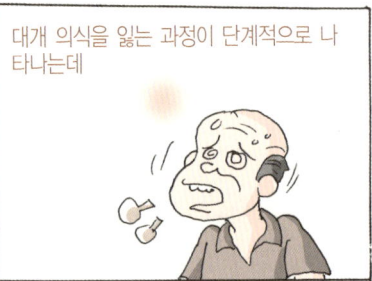

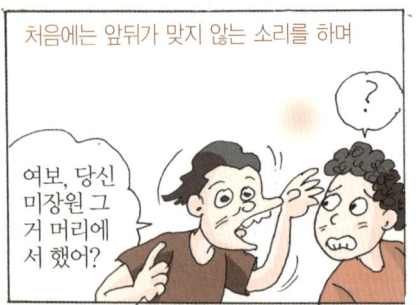

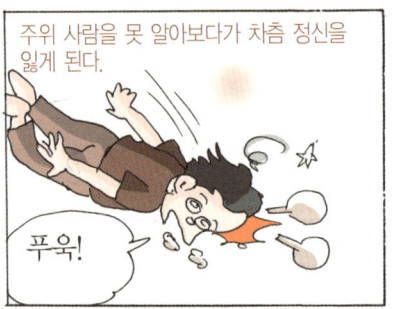

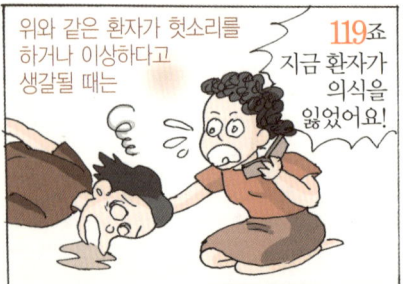

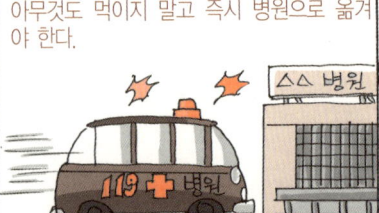

등산, 여행에 꼭 필요한 응급처치

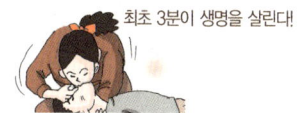

간질환이 있던 사람이 쓰러졌을 때 응급처치 방법

 간경변이나 간암 등의 간질환이 있는 사람이 의식을 잃는 경우는 위나 십이지장, 식도 등에서 피가 나온다든지 이뇨제를 많이 먹었을 때, 고기 등의 단백질 성분을 많이 먹었을 때 등등 여러 가지 요인에서 올 수 있다.

 대개 의식을 잃는 과정이 단계적으로 처음에는 앞뒤가 맞지 않는 소리 등을 하며 주위 사람을 못 알아보다가 차츰 정신을 잃게 된다. 따라서 가정에서는 위의 환자가 헛소리를 하고 이상하다고 생각될 때는 아무것도 먹이지 말고 빨리 병원에 데리고 가야 한다.

 간질환이라고 불리는 위의 증상이 생기면 무척 위험하므로 빨리 병원에 가는 것이 제일 중요하다.

등산, 여행에 꼭 필요한 응급처치 **갑자기 쓰러졌을 때**

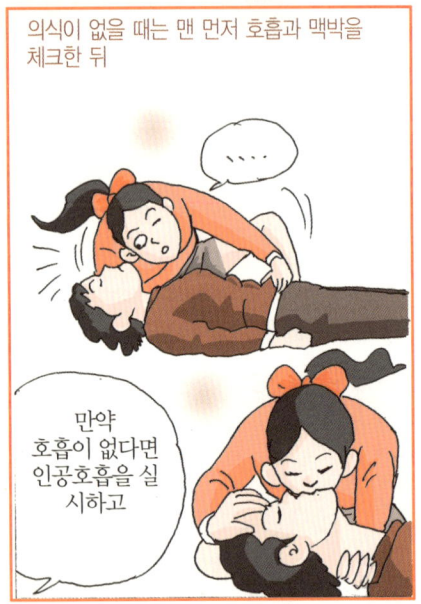

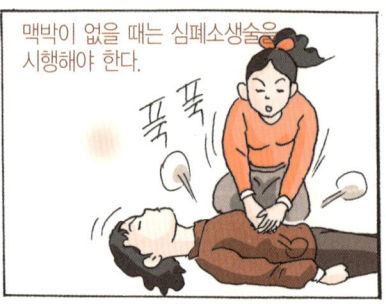

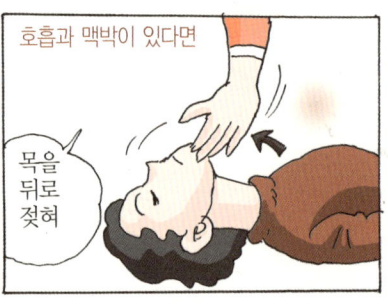

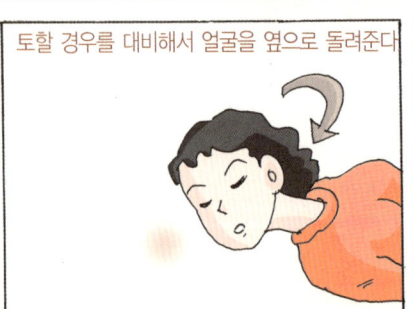

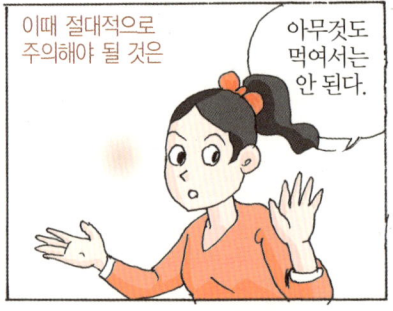

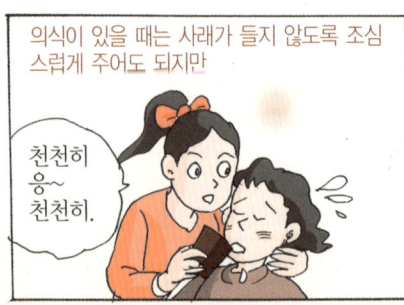

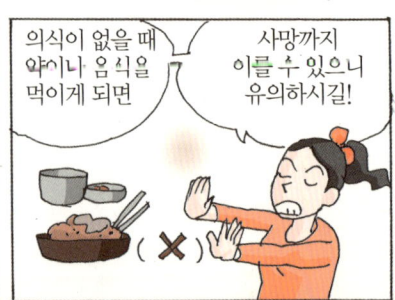

등산, 여행에 꼭 필요한 응급처치

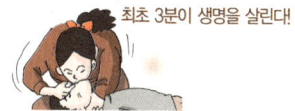
최초 3분이 생명을 살린다!

갑자기 쓰러졌을 때 응급처치 방법

 의식이 없을 때는 맨 먼저 호흡과 맥박을 확인하여야 한다. 만약 호흡이 없다면 인공호흡을 하여야 하며 맥박이 없을 때는 심폐소생술을 시행하여야 한다.

 호흡과 맥박이 있다면 목을 뒤로 젖히면서 기도를 확보하여야 한다. 그리고 토할 경우에는 토사물이 기도에 들어가지 않도록 머리를 옆으로 돌려주면서 빨리 병원으로 가야 한다.

 또한 절대적으로 주의하여야 될 것은 아무것도 먹여서는 안 된다는 것이다. 가끔 기사회생을 시키는 약제라 하여 먹이는 수가 있는데 의식이 없는데 먹이면 기도가 막혀서 오히려 빨리 죽게 할 수 있으므로 어떠한 약물이든지 음식도 의식이 없을 때에는 주어서는 안 된다. 또 의식이 조금이라도 있다면 사래가 들지 않도록 조심스럽게 주어도 괜찮다.

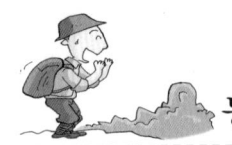
등산에 꼭 필요한 상식

등산의 5가지 요령

등산코스는 자기의 체력과 경험에 따라서 선택하는 것이 좋다. 이러한 속도의 중량과의 균배(均配)를 비롯하여 기상조건 등 여러 가지를 생각하여야 한다. 그러나 보행효과를 올리기 위해서, 우선 '피로하지 않은 걸음걸이'를 습관화하는 것이 중요하다.

그래서 등반하는 비결을 경험자의 지적(指摘) 등을 참고로 하여 5가지 정도로 나누어 설명한다.

1. 언제나 발바닥 전체를 디뎌서 걸어라.

경사가 급하게 되면 발가락 끝판으로 넓은 걸음을 걷은 사람이 있으나 같은 페이스로 천천히 발바닥을 한발 한발 지면(地面)에 붙여서 걷도록 주의한다.

내려올 때도 그와 같이 발가락 끝으로 걸으면 무릎의 부담이 커져서 관절을 다치기 쉽다.

2. 리드미칼하게 걸어라.

땅바닥에 돌도 있고, 진흙도 있고, 나무뿌리도 있어서 보폭(步幅)이 변하고, 사용하는 다리의 근육도 변하는 등산을 한다는 것은 한 발짝 한 발짝 다른 다리의 움직임이 요구되지만, 원칙적으로 한발자

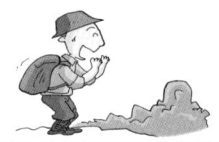
등산에 꼭 필요한 상식

국의 동작의 반복이 연속되는 리드미컬한 주기를 유지하도록 하는 것이 중요하다.

3. 보조(步調)를 호흡에 맞추어라.

한 호흡과 한 걸음의 걸음걸이는 탄력적인 걸음걸이를 하여야 하는데, 이는 마라톤이나 걸을 때에도 똑같이 하면 된다. 피로하지 않는 걸음걸이는 공기 중의 산소를 더욱 많이 섭취하는데 있다. 피로해지면 천천히 심호흡을 하면서 걸을 수도 없고, 호흡이 빠르고 또 얕고 일정치 않으나 거기에서 호흡조정(呼吸調整)에 노력하고, 언제나 리드미컬한 심호흡의 걸음걸이를 지키도록 습관을 들여야 한다. 크게 숨이 차면 다급하게 숨을 쉬게 되는데 이때는 들이마시는 호흡을 코로 2초 마시고 내뱉는 것을 입으로 4초 정도 길게 뱉는다.

4. 휴식을 너무 길게 취하지 말 것.

쉬지 않고 걸으면 후반에 가서 피로는 급격히 증가하여 곧 피로에 지치고 만다. 처음에는 천천히 걷기 시작하여 약 20분이나 30분 걸어서 호흡과 순환기 계통의 각 기관이 걷은 운동에 익숙해질 때 한 번 쉰다. 그래서 다시 신발의 상태와 메고 있는 짐의 조정을 하고 다시 걷기 시작하면 된다. 보통 30분 걷고 10분 쉬고 하면 되는데, 건강한 다리라면 50분 걷고 10분 쉬는 정도가 효과적인 걸음걸이로서, 쉬는 방법의 균형을 이루게 된다.

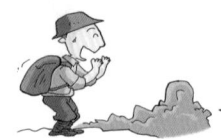 등산에 꼭 필요한 상식

5. 물과 음식은 적당하게 먹는 것이 좋다.

 물을 너무 마시면 혈액성분이 희박하게 되어 전신(全身)이 노곤하게 되며, 위액(胃液)이 연하게 되어 소화와 흡수의 능력이 저하된다. 물을 자주 마시는 것보다 엿 같은 것을 입 속에서 녹인다거나 껌을 씹거나 하여 기갈을 해소한다.

 음식물은 식사 때 먹고 위장의 활동 중에는 운동을 삼감으로써 소화활동에 도움을 주며, 운동이 시작되면 먹는 것을 삼간다.

 이와 같이 위장의 활동과 휴식의 리듬을 분명히 구분하는 것이 피로해지지 않는 요령이다.

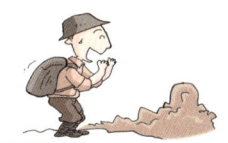
등산에 꼭 필요한 상식

계절별 산행 시 주의 사항

봄철 산행 주의 사항

 봄에는 산의 눈이 녹고 땅이 풀리므로 낙석과 이로 인한 낭떠러지를 조심해야 한다. 또한 입산 금지구역과 화제 예방에 각별히 신경을 써야 한다.
 봄철은 산을 찾는 사람들이 늘어나는 반면 건조한 날씨로 산불 가능성이 높아 매년 2월부터 5월 15일까지 고지가 높은 곳은 입산이 통제된다. 따라서 산행 전 입산 가능한 코스인지 꼭 체크해야 한다.

여름철 산행 주의 사항

 산행 시 체력의 안배는 매우 중요하다. 처음에 힘이 나서 '이것쯤이야' 하는 마음으로 빨리 오르거나 남이 앞선다고 해서 무리하게 되면 정상에 오를 수도 없고 하산 시에 다리가 풀려 사고의 위험이 매우 높다.
 내 페이스대로 움직인다는 마음으로 올라갈 때 1/3, 내려올 때 1/3의 에너지를 쓰고 만일을 대비해 1/3의 힘을 남겨둔다.

가을철 산행 주의 사항

 고도가 100m 올라갈 때마다 기온은 0.6도씩 낮아진다. 가을에는 일교차가 심하니 아무리 몸에 열이 많은 분이라도 평소 등반 시 입

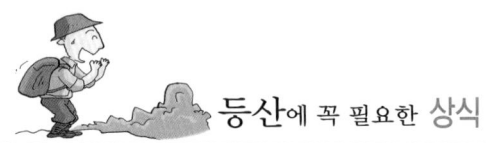
등산에 꼭 필요한 상식

던 짧은 옷은 긴 옷으로 바꿔 입고 등산화도 발목이 긴 것으로 교체해야 한다.

땀을 많이 흘리고 몸에서 배출되지 않으면 저체온증을 유발할 수 있으니 기능성 옷을 권한다.

가을철 산행 주의 사항 – 외부위험

가을에는 뱀이나 기타 벌레의 독이 가장 강해지는 계절이므로 각별히 주의해야 한다. 뱀은 자신에게 해를 가하거나 영역을 침범했을 때 공격하는 성향이 있으므로 등산로가 아닌 곳에 굳이 들어가 뱀에게 물리는 일이 없어야 한다.

벌이 가까이 왔을 때는 태연하게 반응해 벌이 자극받지 않도록 한다. 들쥐들의 배설물을 통해 유행성출혈열에 감염될 수 있으니 함부로 드러눕는 것은 좋지 않다.

동절기에 산행 일정을 잡을 때는 아침 일찍 출발해 해가 지기 1시간 전까지 하산하는 것이 정석이다.

해의 이동 방향을 따라 동쪽 등산로를 이용해 오르고 서쪽 등산로를 따라 하산하는 것도 산에서 시간에 쫓기지 않는 산행 요령이다.

겨울철 산행 주의 사항 – 동창대비

동창은 동상의 전 단계로 겨울 산행 경험이 없는 상태에서 별 준비 없이 무작정 따라나선 이들에게서 잘 발생한다.

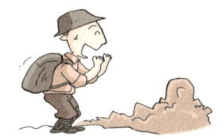
등산에 꼭 필요한 상식

 가벼운 추위라도 지속적으로 피부가 한기에 노출되면 혈관이 마비되어 걸리게 되는데 혈관이 수축해 세포 조직에 산소가 부족해져 가렵고 열이 나는 등 여러 불편한 증상이 생긴다.

 장갑이나 양말을 2개씩 준비해 겹쳐 사용하면 어느 정도 방지할 수 있고, 속에 끼는 것은 보온기능이 뛰어난 것으로, 겉에 끼는 것은 방풍, 방수기능이 좋은 것으로 쓰는 것이 좋다.

등산, 여행에 꼭 필요한 응급처치 — 당뇨병이 있는 사람이 쓰러졌을 때

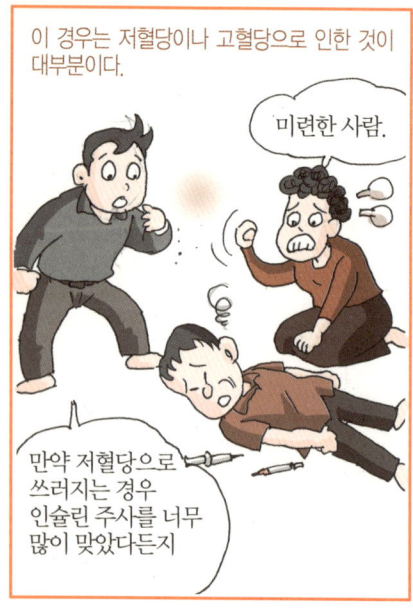

이 경우는 저혈당이나 고혈당으로 인한 것이 대부분이다.
미련한 사람.
만약 저혈당으로 쓰러지는 경우 인슐린 주사를 너무 많이 맞았다든지

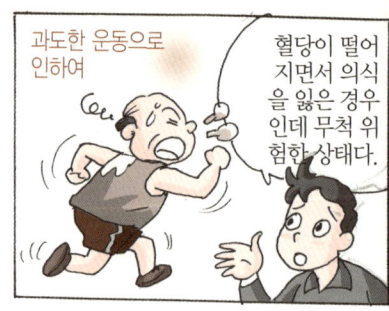

과도한 운동으로 인하여 혈당이 떨어지면서 의식을 잃은 경우인데 무척 위험한 상태다.

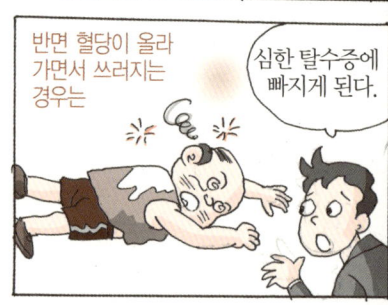

반면 혈당이 올라가면서 쓰러지는 경우는 심한 탈수증에 빠지게 된다.

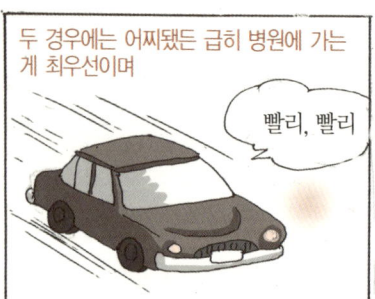

두 경우에는 어찌됐든 급히 병원에 가는 게 최우선이며
빨리, 빨리

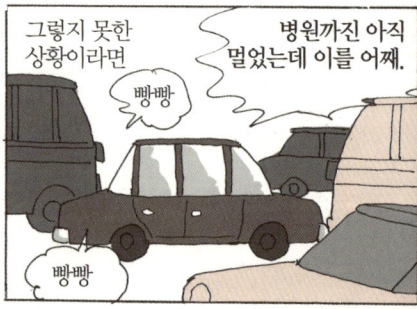

그렇지 못한 상황이라면 병원까진 아직 멀었는데 이를 어쩌.
빵빵 빵빵

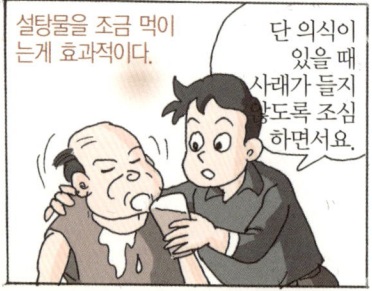

설탕물을 조금 먹이는게 효과적이다.
단 의식이 있을 때 사래가 들지 않도록 조심하면서요.

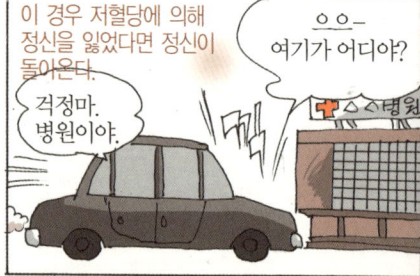

이 경우 저혈당에 의해 정신을 잃었다면 정신이 돌아온다.
ㅇㅇ- 여기가 어디야?
걱정마. 병원이야.

등산, 여행에 꼭 필요한 응급처치

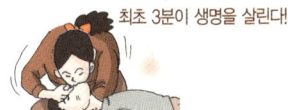
최초 3분이 생명을 살린다!

당뇨병이 있는 사람이 쓰러졌을 때 응급처치 방법

 평소 당뇨병이 있는 사람이 쓰러질 수 있는 원인은 크게 저혈당으로 인한 경우와 고혈당으로 인한 경우로 생각할 수 있다.

 저혈당으로 인하여 쓰러지는 경우는 당뇨병 환자가 인슐린 주사를 너무 많이 맞았다든지, 과도하게 운동을 하여 혈당이 떨어지면서 의식을 잃는 것으로써 무척 위험하다.

 따라서 당뇨병이 있는 사람은 항상 사탕 등을 넣고 다니면서 저혈당증세(가슴이 뛰고 손이 떨리며 식은땀이 나고 정신이 없어진다)가 나타나면 빨리 사탕을 먹어야만 한다. 만약 주위에서 발견하였을 경우에는 빨리 가까운 병원에 데리고 가야 한다.

 그러나 만약 조금이라도 의식이 있을 경우에는 사래가 들지 않도록 조심해서 설탕물을 먹이면 완전히 의식이 돌아올 수 있게 된다.

 당뇨병 환자가 갑자기 혈당이 올라가면서 쓰러지는 것으로서 심한 탈수에 빠지게 된다. 따라서 빨리 병원에 데리고 가야 한다.

 그러나 실제로는 저혈당에 의한 것인지 고혈당에 의한 것인지 구별하기는 어렵고 고혈당보다 저혈당 상태가 무척 위험하므로 일단 의식이 조금이라도 있으면 사래 들리지 않도록 조심스럽게 설탕물을 주어보아서 그 효과를 보는 것이 좋은 방법이다.(저혈당에 의해 정신을 잃었다면 의식이 돌아온다)

등산, 여행에 꼭 필요한 응급처치 — 피를 많이 흘리고 쓰러졌을 때

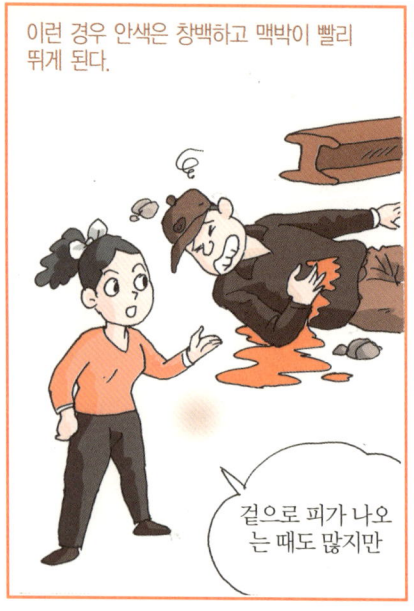

이런 경우 안색은 창백하고 맥박이 빨리 뛰게 된다.

겉으로 피가 나오는 때도 많지만

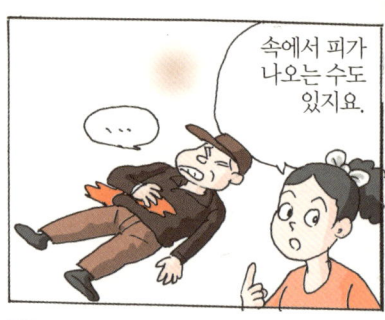

속에서 피가 나오는 수도 있지요.

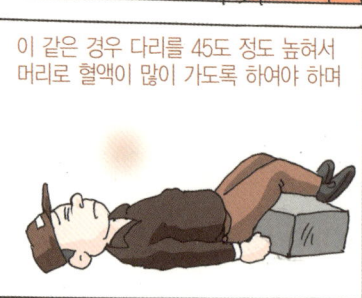

이 같은 경우 다리를 45도 정도 높여서 머리로 혈액이 많이 가도록 하여야 하며

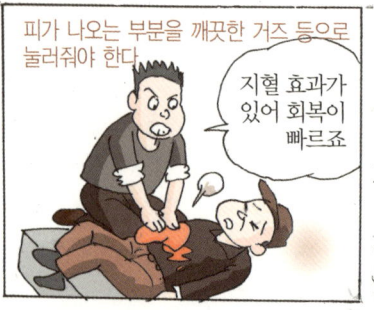

피가 나오는 부분을 깨끗한 거즈 등으로 눌러줘야 한다.

지혈 효과가 있어 회복이 빠르죠.

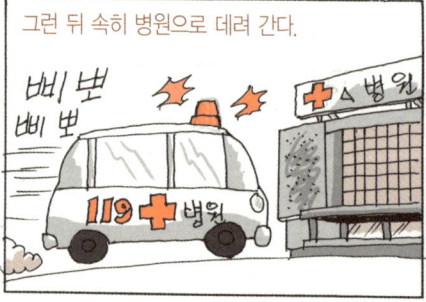

그런 뒤 속히 병원으로 데려 간다.

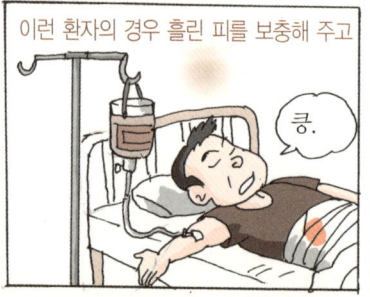

이런 환자의 경우 흘린 피를 보충해 주고

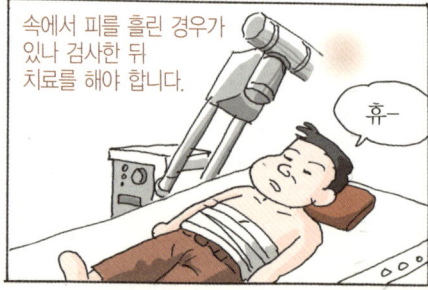

속에서 피를 흘린 경우가 있나 검사한 뒤 치료를 해야 합니다.

등산, 여행에 꼭 필요한 응급처치

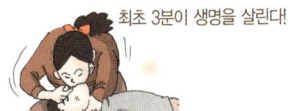
최초 3분이 생명을 살린다!

피를 많이 흘리고 쓰러졌을 때 응급처치 방법

 피를 많이 흘리고 나서 쓰러졌을 경우에는 안색은 창백하고 맥박이 빨리 뛰게 된다. 겉으로 피가 나오는 때도 많지만 속에서 피가 나오는 경우도 있어서 주의를 하여야 한다.
 위와 같은 경우에는 다리를 45도 정도 높여서 머리로 혈액이 많이 가도록 하여야 하며 피가 나오는 곳을 깨끗한 거즈 등으로 누르면서 빨리 병원에 가야 한다. 병원에서 피를 보충해주고 피가 나오는 곳을 지혈시켜주면 회복이 되게 되므로 빨리 병원에 가야 한다.
 속에서 피가 나오는 경우에는 갑자기 어지럽고 안색이 창백해지며 맥박이 빨라지고 쓰러지게 된다. 이때에도 다리를 높이고 빨리 병원에 가야 한다.

등산, 여행에 꼭 필요한 응급처치 — 햇볕에 오래 있은 후 쓰러졌을 때

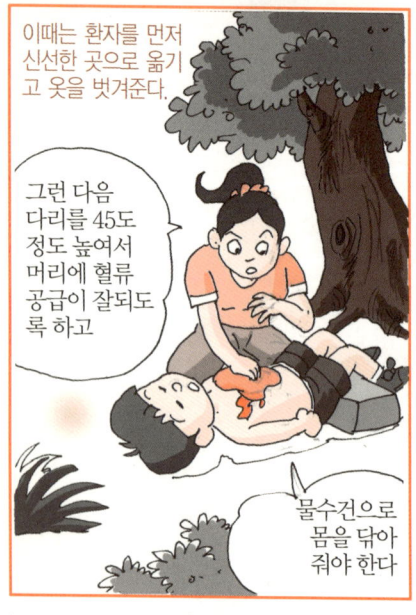

이때는 환자를 먼저 신선한 곳으로 옮기고 옷을 벗겨준다.

그런 다음 다리를 45도 정도 높여서 머리에 혈류 공급이 잘되도록 하고

물수건으로 몸을 닦아줘야 한다

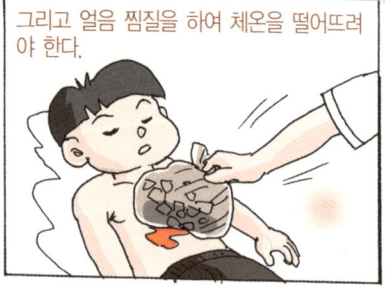

그리고 얼음 찜질을 하여 체온을 떨어뜨려야 한다.

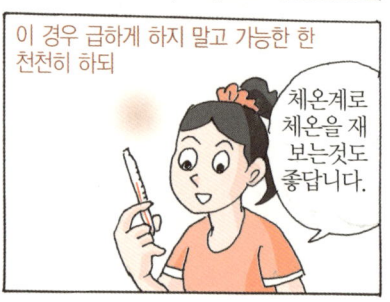

이 경우 급하게 하지 말고 가능한 한 천천히 하되

체온계로 체온을 재 보는것도 좋답니다.

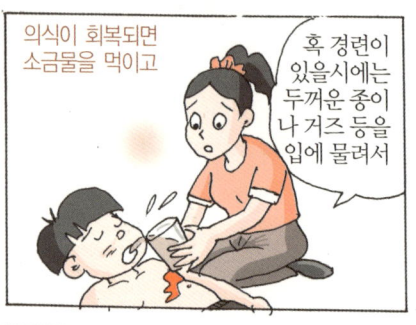

의식이 회복되면 소금물을 먹이고

혹 경련이 있을시에는 두꺼운 종이나 거즈 등을 입에 물려서

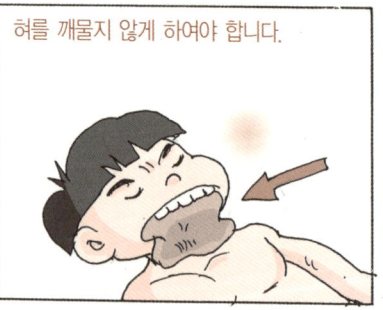

혀를 깨물지 않게 하여야 합니다.

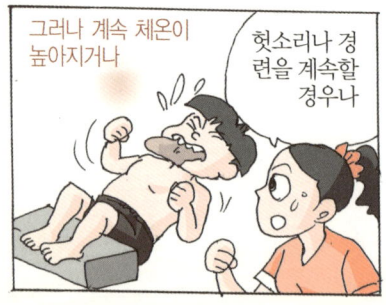

그러나 계속 체온이 높아지거나

헛소리나 경련을 계속할 경우나

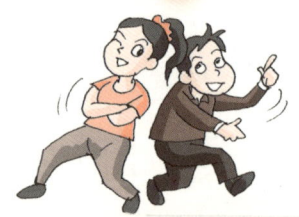

전반적으로 상태가 좋지 않을 경우 위험하므로 속히 병원으로 옮겨야 합니다.

등산, 여행에 꼭 필요한 응급처치

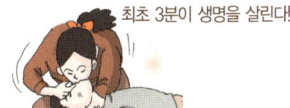
최초 3분이 생명을 살린다!

햇볕에 오래 있은 후 쓰러졌을 때 응급처치 방법

 햇볕에 오래 있은 후에 쓰러지면 먼저 환자를 신선한 곳에 옮기고 옷을 벗긴다. 그 다음 다리를 45도 정도 높여서 머리에 혈류 공급이 잘되도록 하고 물수건으로 몸을 닦아주어야 하며 다음으로 얼음이 있으면 얼음찜질 등을 하면서 체온을 떨어뜨려야 한다.

 그러나 급하게 하여서는 안되며 서서히 해야만 한다.(체온계로 체온을 재보는 것이 좋다) 의식이 회복되면 소금물을 먹이고 경련을 할 경우에는 두꺼운 종이나 거즈 등을 입에 물려서 혀를 깨물지 않도록 하여 다치지 않도록 보호한다.

 그러나 계속 체온이 높거나 의식이 회복되지 않고 헛소리를 할 경우, 경련을 계속할 경우, 그 외 환자의 전반적인 상태가 좋지 않을 때에는 빨리 병원으로 가야 한다. 대개 신선한 곳에서 체온이 떨어지고 소금물을 먹으면 회복이 되지만 체온이 계속 안 떨어지는 경우에는 위험하므로 주의해야 한다.

등산, 여행에 꼭 필요한 응급처치 — 가슴이 심하게 아플 때

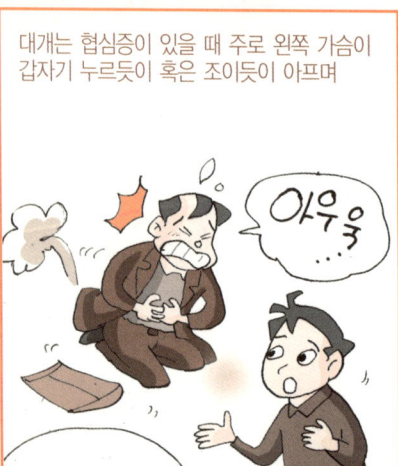

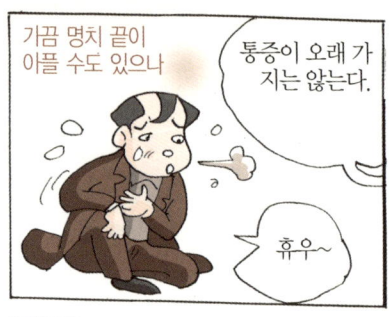

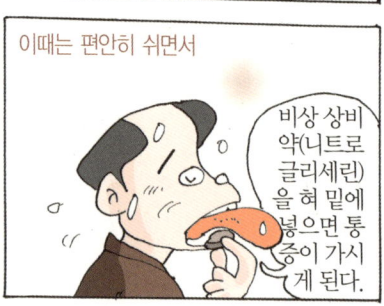

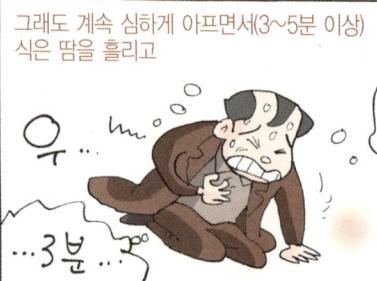

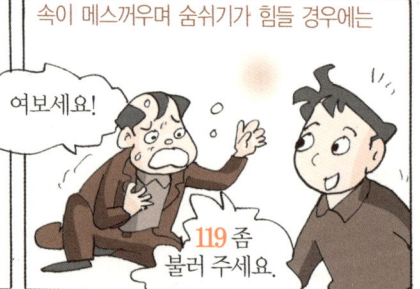

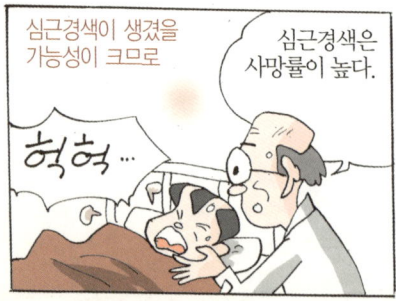

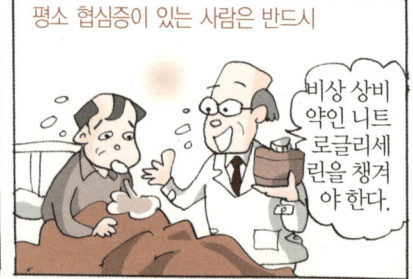

등산, 여행에 꼭 필요한 응급처치

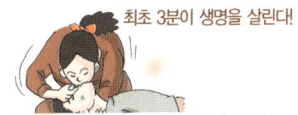
최초 3분이 생명을 살린다!

가슴이 심하게 아플 때 응급처치 방법

대개 협심증이 있을 때에는 주로 왼쪽 가슴이 갑자기 누르듯이, 혹은 조이듯이 아프며 때로는 왼쪽 어깨나 팔 쪽으로 뻗치기도 한다. 가끔 명치 끝이 아플 수도 있으나 통증이 오래 가지는 않는다. 이 때에는 편안히 쉬면서 비상상비약(니트로글리세린)을 혀 밑에 넣으면 보통 통증이 가시게 된다. 그러나 계속 심하게 아프면서 (3~5분 이상) 식은땀을 흘리고 속이 메스꺼우며, 숨쉬기가 힘들 경우에는 심근경색증이 생겼을 가능성이 매우 크므로 빨리 병원에 가야 한다.

심근경색증에 의한 사망률은 무척 높으므로 평소 협심증이 있는 사람은 꼭 니트로글리세린을 가지고 다니도록 하며, 당뇨병이 있는 사람에서 협심증이 생길 가능성이 많으므로 특히, 당뇨병이 있는 사람이 가슴이 계속 심하게 아프거나 숨이 찰 경우에는 빨리 병원에 가야 한다.

그 외에도 가슴이 심하게 아플 수 있는 원인은 많으나, 갑자기 심하게 아프면서 통증이 지속될 때에는 빨리 병원에 가야 한다.

등산, 여행에 꼭 필요한 응급처치 | 귀가 심하게 아플 때

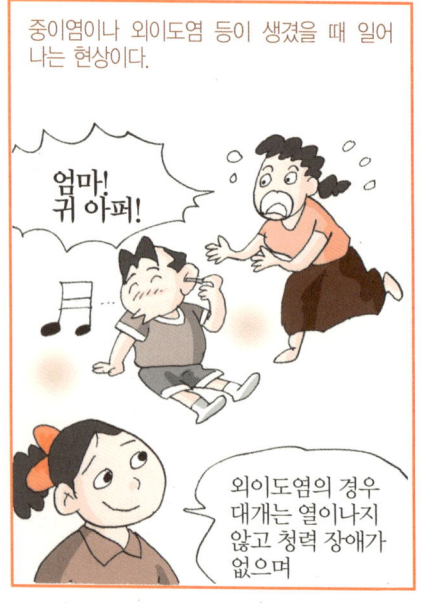

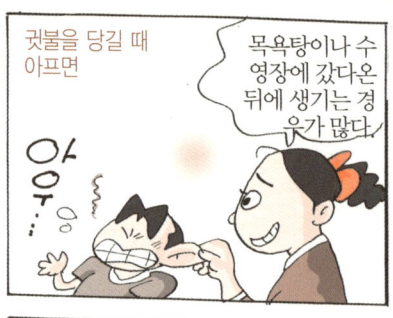

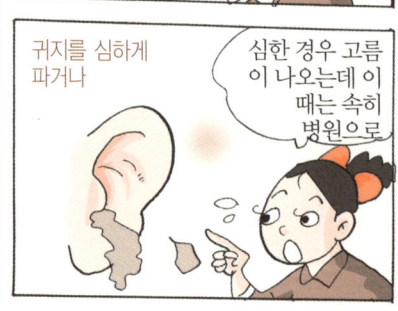

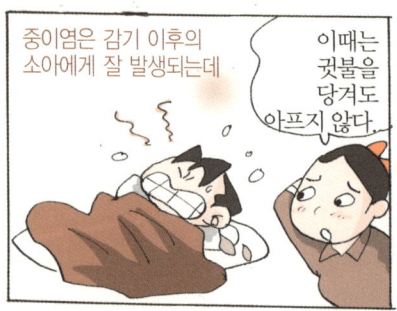

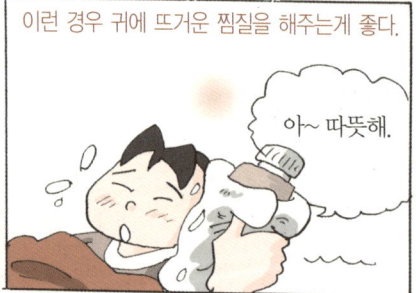

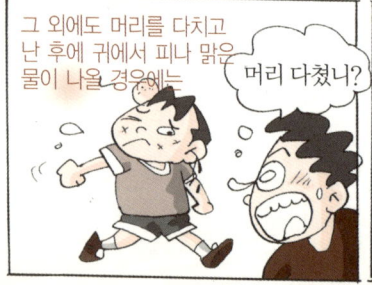

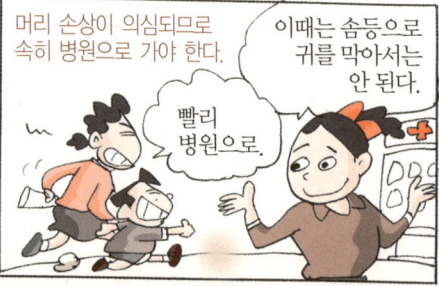

등산, 여행에 꼭 필요한 응급처치

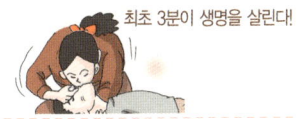

최초 3분이 생명을 살린다!

귀가 심하게 아플 때 응급처치 방법

많은 원인으로는 외이도염, 중이염 등이 생겼을 때이다.

외이도염은 대개 열이 나지 않고 청력 장애가 없으며, 귓불을 당길 때 아프고 귀를 심하게 파거나 목욕탕이나 수영장에 갔다 온 뒤에 생기는 경우가 많다. 가정에서는 불필요한 자극을 피하며 찜질을 해준다. 그러나 통증이 심하고 고름 등이 나올 때에는 병원에 가야 한다.

중이염은 특히 소아에게서 감기 이후에 잘 발생되며, 청력의 장애가 있어 애들의 경우 갑자기 TV 앞에 다가가서 소리를 듣는 수가 있으며, 귓불을 당길 때 보통 아프지 않다. 가정에서는 불필요한 자극을 피하며 역시 뜨거운 찜질을 해주고 병원에 가야 한다.

그 외 머리 등을 다치고 난 이후에 귀에서 피가 나오거나 맑은 물이 나올 경우에는 머리의 손상이 심할 수 있으므로 빨리 병원에 가야 한다.(이때 솜 등으로 귀를 막아서는 절대 안 된다)

또한 귀 자체에 병이 없이 다른 부위의 통증으로 인하여 귀가 아픈 것 같이 느낄 수 있으므로(소아에서는 특히 이하선염 등에 의하여) 통증이 심하거나 귀가 잘 들리지 않을 경우, 귀에서 이물이 나올 경우에는 빨리 병원에 가야 한다.

등산, 여행에 꼭 필요한 **응급처치** 눈이 심하게 아플 때

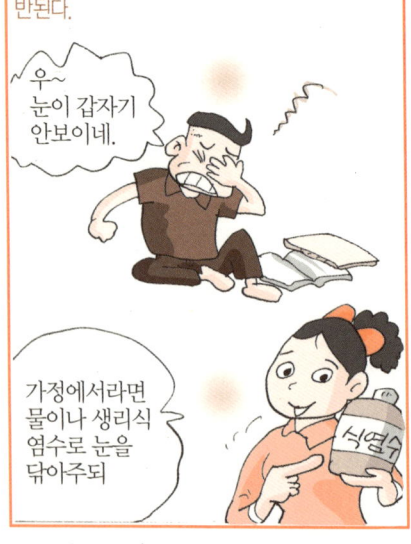

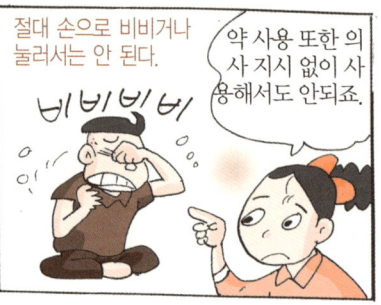

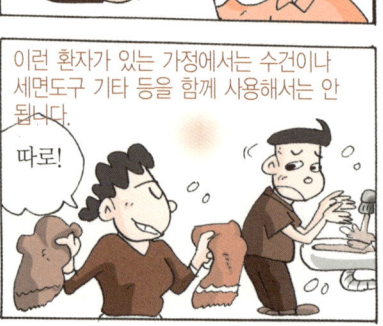

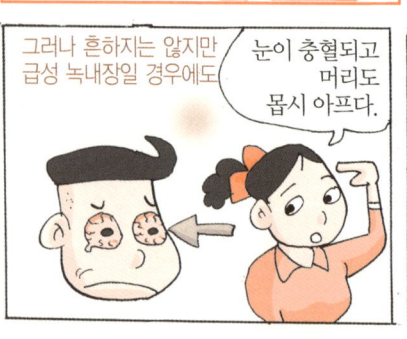

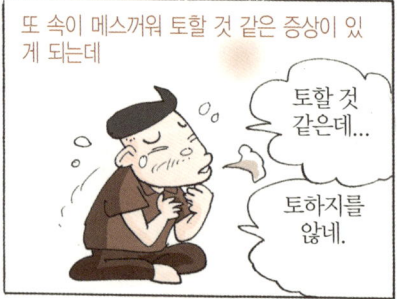

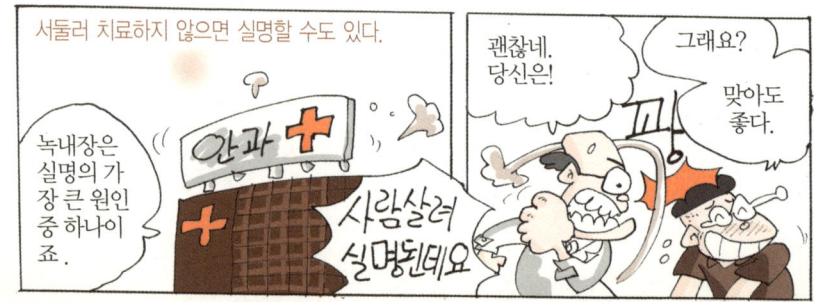

등산, 여행에 꼭 필요한 응급처치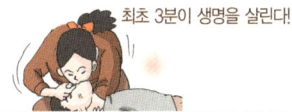

눈이 심하게 아플 때 응급처치 방법

원인이 아주 많으나 보통 눈을 많이 사용했을 경우나 굴절이상(근시, 원시, 난시…)으로 인한 피로에서 많이 오며, 염증이나 이물에 의한 자극에 의해서도 눈이 빨개지면서 아플 수 있다.

가정에서는 일단 흐르는 물이나 생리식염수로 눈을 닦되, 절대 손으로 비비거나 누르지 않아야 한다.

그 외 눈이 빨개지고, 눈물이 많이 나오며, 눈곱이 끼고 진물이 계속 나오면 염증이 생겼을 가능성이 많으므로 가족끼리 수건이나 세면도구 등은 따로 사용하고 심한 경우에는 병원에 가야 한다. 또한 안약은 의사의 처방 없이 함부로 사용하여서는 안 된다.

흔하지는 않으나 급성 녹내장일 경우에 눈이 빠질 것 같이 아프면서 머리도 심하게 아프고 토할 것 같은 증상이 있게 된다. 이때는 빨리 치료하지 않으면 실명하는 경우가 있을 수 있으므로 빨리 병원에 가야 한다.

녹내장은 실명의 가장 큰 원인 중의 하나이므로 상기 증세가 있을 때에는 빨리 병원에 가서 안압을 측정해 보고 치료를 받아야 한다.

등산, 여행에 꼭 필요한 응급처치 : 머리가 심하게 아플 때

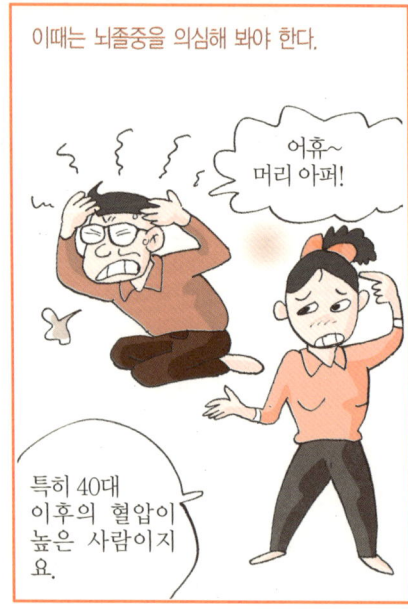
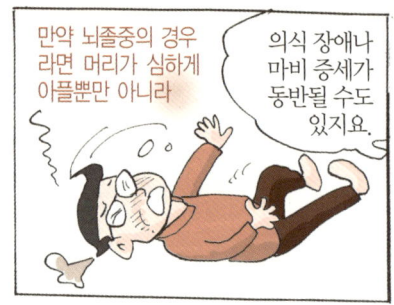
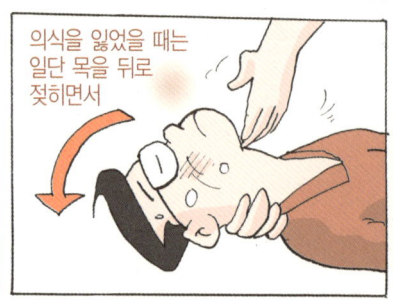
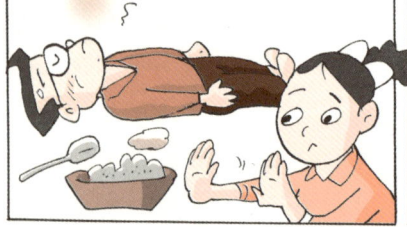
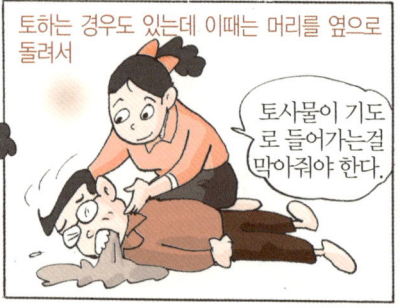
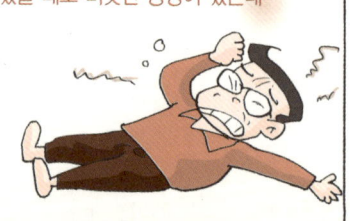
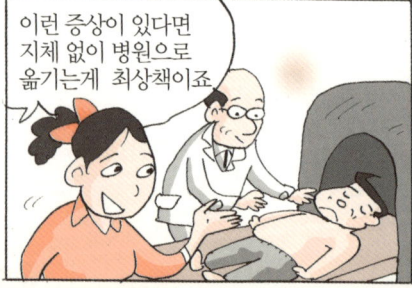

등산, 여행에 꼭 필요한 **응급처치**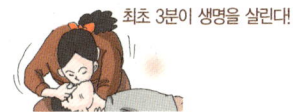

머리가 심하게 아플 때 응급처치 방법

갑자기 머리가 심하게 아플 때는 뇌졸중의 가능성을 생각할 수 있다. 특히 40대 이후의 혈압이 높던 사람이 갑자기 머리가 심하게 아플 경우에는 뇌졸중의 가능성이 높으며 의식 장애나 마비 증세가 동반될 수 있다. 이때는 빨리 병원에 가야 한다.

의식을 잃었을 때는 일단 목을 뒤로 젖히면서 기도를 확보하고 절대 아무것도 먹여서는 안되며(왜냐하면 기도가 막혀서 죽을 수 있음) 토할 때에는 머리를 옆으로 돌려서 토사물이 기도로 넘어가지 않게 하고 빨리 병원에 가야 한다.

그 외 편두통이나 뇌암, 뇌막염 등이 있을 때도 여러 원인에 의하여 갑자기 머리가 심하게 아플 수 있으므로 머리가 갑자기 심하게 아플 때,

열이 있거나 토할 때,

목이 뻣뻣할 때,

마비 증세가 있을 때,

눈이 빠지게 아플 때,

이때도 빨리 병원에 가서 검사를 받아 보아야 한다.

등산, 여행에 꼭 필요한 응급처치 — 머리를 다치고 난 뒤에 아플 때

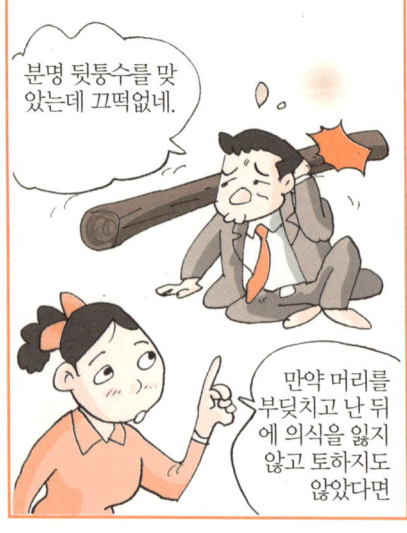

이때는 의식을 잃었는지의 여부가 제일 중요하다

분명 뒷통수를 맞았는데 끄떡없네.

만약 머리를 부딪치고 난 뒤에 의식을 잃지 않고 토하지도 않았다면

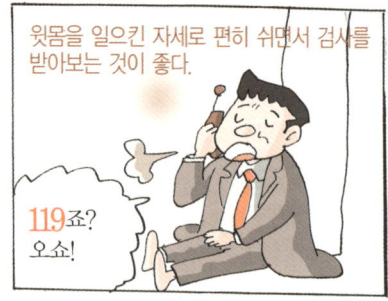

윗몸을 일으킨 자세로 편히 쉬면서 검사를 받아보는 것이 좋다.

119죠? 오쇼!

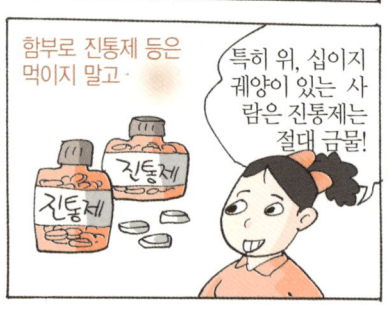

함부로 진통제 등은 먹이지 말고

특히 위, 십이지궤양이 있는 사람은 진통제는 절대 금물!

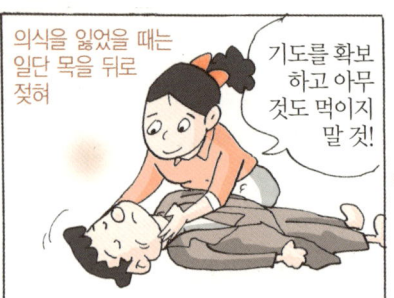

의식을 잃었을 때는 일단 목을 뒤로 젖혀

기도를 확보하고 아무것도 먹이지 말 것!

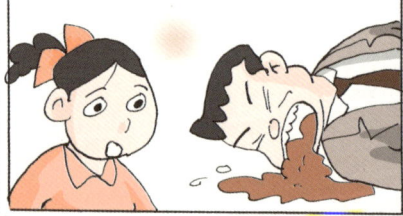

왜냐하면 기도가 막혀 죽을 수도 있으니까요 그리고 토할 때는 머리를 옆으로 돌려서

토사물이 기도로 넘어가지 않도록 하고 만약 목뼈의 손상이 있을 시는 부목으로 고정하고

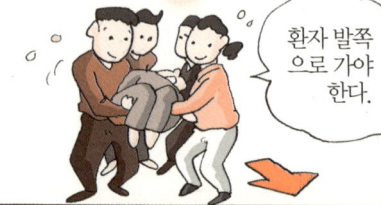

4명 이상이 환자를 조심스레 병원으로 옮겨야 한다.

환자 발쪽으로 가야 한다.

등산, 여행에 꼭 필요한 응급처치

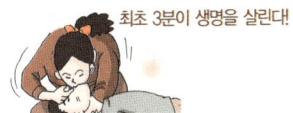
최초 3분이 생명을 살린다!

머리를 다치고 난 뒤에 아플 때 응급처치 방법

 머리를 심하게 부딪치고 난 뒤에는 토하거나 의식을 잃었었는지의 여부가 제일 중요하다. 잠깐이라도 의식을 잃었을 경우, 토하거나 심하게 아플 경우, 의식이 없을 경우에는 가능한 한 빨리 병원에 가야 한다.

 만약 머리를 부딪치고 난 뒤에 의식을 잃지 않았었고 토하지 않으며, 머리가 심하게 아프지 않다면 집에서 윗몸을 일으킨 자세로 편안히 쉬면서 지켜볼 수 있으나 검사를 받아보는 것이 좋다.

 진통제는 함부로 먹이지 말고 특히 위, 십이지장 궤양이 있는 사람에서는 주의한다. 또한 의식을 잃었을 때는 일단 목을 뒤로 젖히면서 기도를 확보하고 절대 아무것도 먹여서는 안되며(왜냐하면 기도가 막혀서 죽을 수 있음) 토할 때에는 머리를 옆으로 돌려서 토사물이 기도로 넘어가지 않게 하고 빨리 병원에 가야 한다.

 다른 부위의 상처여부도 알아보아야 하며, 특히 목뼈의 손상이 있는 경우(목을 움직일 수가 없고 심하게 아프다)에는 목뼈를 부목으로 고정하고 최소한 4명이 조심스럽게 병원으로 이송한다. (잘못하여 사지마비가 오는 경우가 많다).

등산, 여행에 꼭 필요한 응급처치 　배가 딴딴하게 불러지면서 아플 때

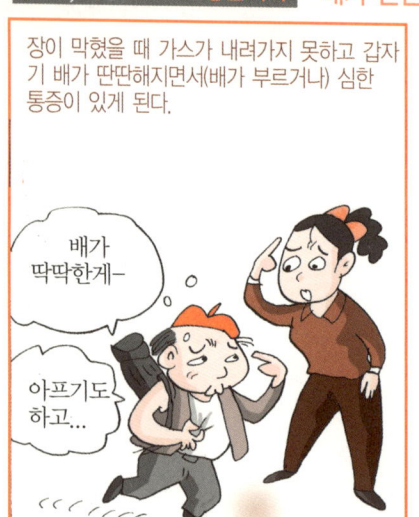

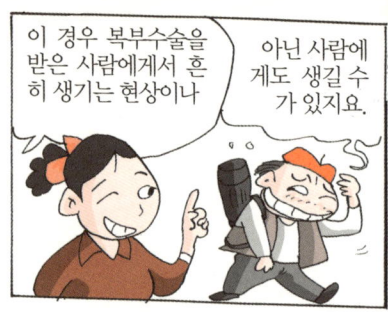

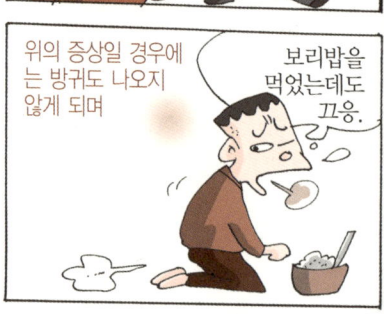

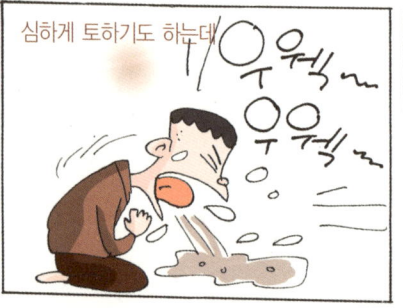

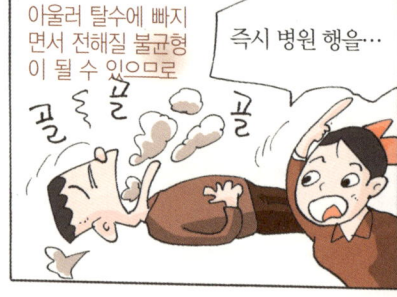

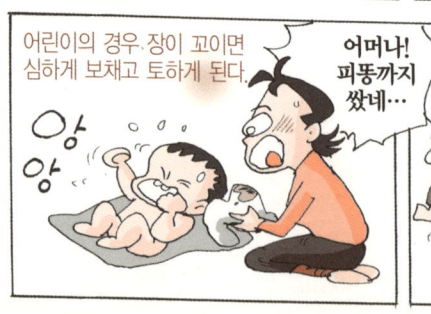

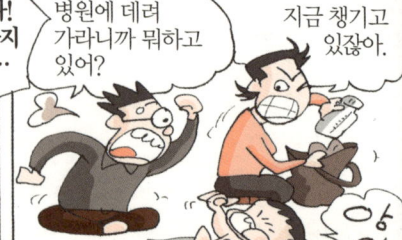

등산, 여행에 꼭 필요한 응급처치

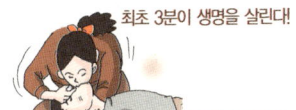

배가 딴딴하게 불러지면서 아플 때 응급처치 방법

 소위 장이 막혔을 때에는 가스가 내려가지 못하고 갑자기 배가 딴딴하게 부르면서 심하게 아프게 된다.

 주로 전에 복부수술을 받은 적이 있는 사람에게서 흔히 생길 수 있으나 수술 받은 적이 없는 사람에서도 생길 수 있다.

 위의 증상이 생길 때에는 방귀도 나오지 않게 되며 심하게 토하기도 한다. 이런 경우에는 심하게 아프고, 탈수에 빠지며, 전해질 불균형이 될 수 있으므로 빨리 병원에 가야 한다.

 어린 아기의 경우에는 말을 하지 못하므로 장이 꼬이면 심하게 보채고 토하게 되며 피똥을 누게 된다. 따라서 어린 아기의 경우에 위 증상이 있으면 빨리 병원에 가야 한다.

등산, 여행에 꼭 필요한 응급처치 : 아랫배가 전체적으로 심하게 아플 때

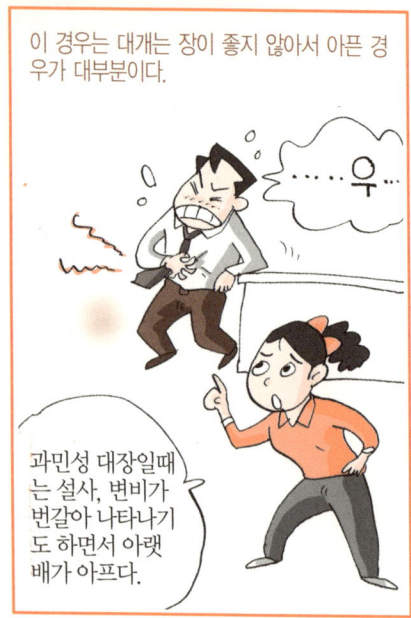

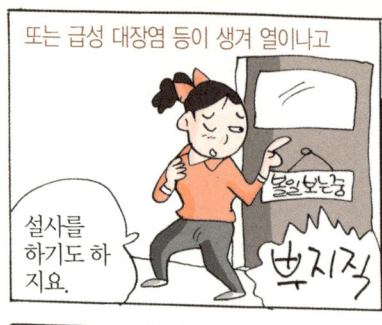

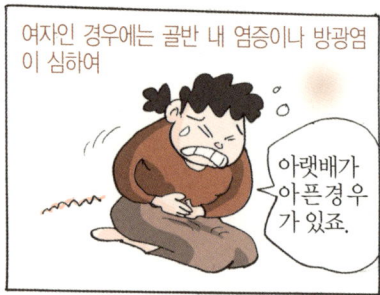

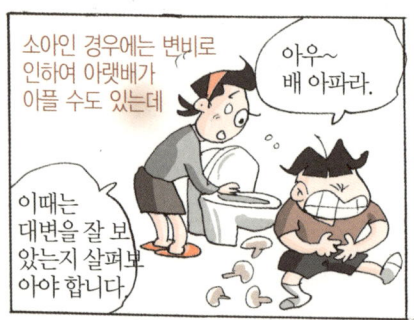

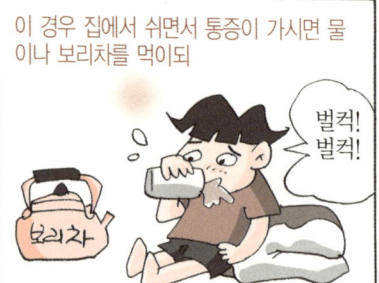

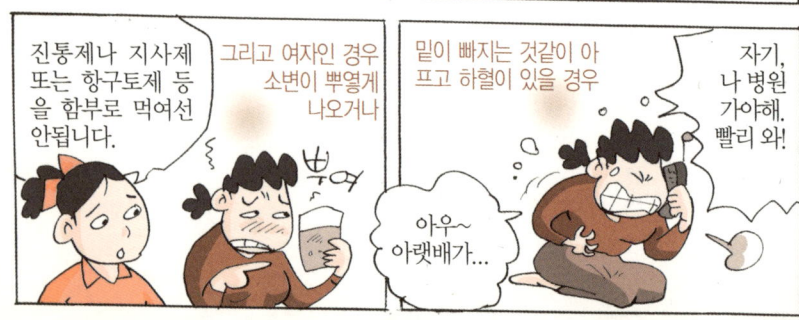

등산, 여행에 꼭 필요한 응급처치

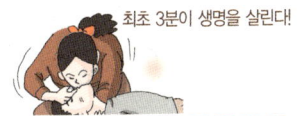
최초 3분이 생명을 살린다!

아랫배가 전체적으로 심하게 아플 때 응급처치 방법

대개 장이 좋지 않아서 아랫배가 아픈 경우가 대부분이다. 과민성 대장일 때에는 설사, 변비가 번갈아 나타나기도 하며, 아랫배가 아프게 된다. 또는 급성대장염 등이 생겨 열이 나고 설사를 하며 아랫배가 아픈 경우도 많이 있으며, 여자의 경우에는 골반 내 염증이나 방광염이 심하여 아랫배가 아픈 경우도 많이 있다.

소아인 경우에는 변비로 인하여 아랫배가 심하게 아픈 경우가 많으므로 대변을 잘 보았는지를 확인해보아야 한다. 가정에서는 편히 쉬면서 아무것도 먹지 않고 조금 나아지면 보리차 물만 마신다. 진통제, 지사제 또는 항구토제 등은 함부로 먹지 않는다.

통증이 심하게 계속될 경우,
열이 나면서 구토, 설사가 있을 경우,
소아가 계속 보챌 경우,
여자인 경우 소변이 뿌옇게 나올 경우,
밑이 빠지는 것같이 아프거나 하혈이 있을 경우에는 빨리 병원에 가야 한다.

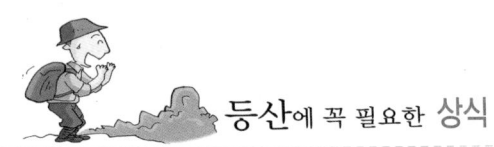

등산에 꼭 필요한 상식

등산 전 알아두면 좋은 것들

1. 준비운동

 아무리 높지 않은 산에 오를 때에도 먼저 준비 운동을 해야 한다. 다리와 심장에 혈액 순환이 좋아지게 함으로써 다치는 것과 심장 발작을 예방해주기 때문이다. 무릎과 종아리, 발목을 풀어주는 맨손체조나 스트레칭을 실시하고 평지에서 10분 정도 걷는 연습을 하는 게 좋다.

2. 준비물

 산은 100미터 높아질수록 기온이 0.65도씩 떨어진다고 한다.(맑은 날 기준임) 특히 옷이 땀에 젖거나 바람이 불면 체감온도가 더 떨어져 저체온증에 빠질 수도 있다. 따라서 땀 흡수가 잘되는 특수 소재의 셔츠와 보온용 외투를 반드시 갖추도록 한다. 또한 발목이나 무릎 등 관절 손상을 예방하기 위해 반드시 등산화를 신어야 한다. 등산화는 방수성과 통풍성을 고려하고, 밑창의 재질이 부드러우며 발목이 너무 조이지 않는 편안한 것이 좋다.

3. 배낭과 음식

 등산은 한 시간에 400kcal 이상의 열량을 쓸 정도로 체력소모가

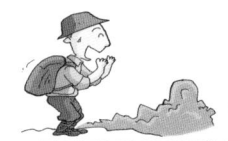# 등산에 꼭 필요한 상식

크다. 그러므로 높은 열량을 내는 식품을 별도로 준비하는 것이 좋다. 바나나, 곶감, 건포도, 초콜릿, 치즈 등은 추천할 만한 식품이다. 충분한 수분섭취를 위해 물은 충분히 준비해야 한다. 또한 전문적인 등반가가 아니라면 배낭은 가벼울수록 좋다. 건강한 사람이라고 해도 체중의 10%가 넘는 배낭은 바람직하지 않다. 그리고 배낭에 물건을 넣을 때에는 무거운 것은 가급적 배낭의 위와 등 받침 쪽으로 배치하는 게 무게중심을 좋게 하여 몸의 피로를 줄일 수 있다.

4. 등산 요령

초보자가 지나친 욕심을 부려서 경사가 높은 산을 오르거나 장시간 산행을 하는 것은 자제해야 한다. 만약 주 1회 산행을 한다면 왕복 3~

4시간 정도의 코스를 선택하는 게 가장 좋다. 걷는 자세는 가슴을 편 상태에서 아랫배를 당겨 골반이 앞으로 들리는 자세가 이상적이다. 산에 올라갈 때에는 배를 당기고 팔을 자연스럽게 흔들면서 발뒤꿈치 부분이 먼저 땅에 닿게 한 뒤 뒷발의 앞면을 디디면서 올라가야 한다. 보폭은 평지에서 걸을 때보다 약간 좁게 하되 호흡과 산행 속도를 일정하게 유지하는 게 좋다. 보행 속도는 자신의 능력에 따라 조절하는 것이 좋지만, 3km 정도를 1시간 내에 걷는 것이 가장 이상적이다. 등산은 산을 오를 때보다도 내려올 때 더욱 조심을 해야 한다. 급하게 내려오다 보면 체중이 무릎이나 허리에 실려 관

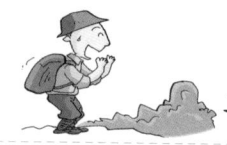
등산에 꼭 필요한 상식

절에 큰 충격이 올 수 있다. 내려올 때는 오를 때보다 더 여유를 갖고 보폭을 좁혀 허리나 무릎에 무리한 충격이 가해지지 않도록 해야 한다.

5. 피부관리

등산을 할 때 접촉성 피부염을 주의해야 한다. 접촉성 피부염은 풀이나 나뭇가지에 스친 후 발생하는데, 특히 아토피성 피부, 면역력이 약한 노약자들은 더욱 주의해야 한다. 풀밭에 너무 오랫동안 앉아 있지 말고, 풀이나 나무, 해충으로부터 영향을 덜 받을 수 있는 긴팔 옷과 긴바지를 입는 것이 좋다. 자외선 차단제는 필히 가지고 다녀야 한다.

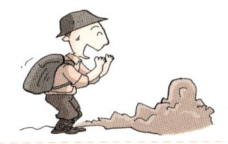
등산에 꼭 필요한 상식

등산을 위한 기본 장비

 등산복은 방수가 잘 되는 소재의 등산복과 등산을 할 때 땀을 흘리고 난 후 체온이 갑자기 떨어질 수 있기 때문에 겉옷을 한 벌 더 챙겨야 한다.
 비상식량은 초콜릿, 건포도, 양갱 등 부피가 작고 열량이 높은 것들을 준비한다.
 비상물품은 만약의 상황에 대비하여 전등, 물통, 나침반, 지도, 구급약품 등을 미리 준비한다.

1. 산에서 길을 잃었을 때

 등산로를 이탈하여 산 속에서 길을 잃는 경우가 발생할 수 있다.
 준비해 간 겉옷을 입고 장갑을 껴 체온을 유지해야 하며 침착하게 주변지형을 살펴 왔던 길을 기억할 수 있으면 되돌아가고, 확신이 없으면 함부로 움직이지 않는다.
 해가 져서 저녁이 되었거나 안개 등으로 앞이 안보일 때는 무리하게 하산하지 말고 비바람을 피할 수 있는 곳을 찾아 야영할 준비를 해야 한다.
 날이 밝으면 나침반이나 주변의 지형지물을 이용하여 길을 찾아 내려온다. 특히 물은 아래로 내려오기 때문에 계곡을 따라 내려오면 산 아래로 내려올 수 있다.

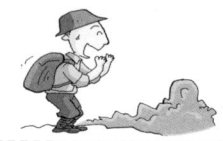
등산에 꼭 필요한 상식

2. 나침반 없이 방향 찾는 방법

산 속에서 길을 잃어 방향을 알지 못할 때 나침반과 지도가 없다면 당황하게 된다.

길을 잃었을 때 지형지물과 자연현상을 이용하여 방향을 찾을 수 있는 방법을 알고 있다면 길을 찾을 수 있다. 손목에서 시계를 풀어, 작은 바늘(시침)이 태양을 향하게 하면 시침과 "숫자 12"의 중간방향이 남쪽이며 오래된 나무의 이끼가 낀 방향이 북쪽이며, 나무가 휜 방향이 동쪽이다.

또한 나이테는 남쪽으로 간격이 넓고 북쪽으로는 촘촘하다.

- 비석이나 정상석의 글자가 적혀 있는 쪽이 남쪽이다.
- 북극성은 작은곰자리의 밝게 빛나는 마지막별로서, 북극성의 방향은 항상 북쪽으로 진북이라고 한다.

3. 산을 오를 때 지켜야 할 안전 사항

기본적인 안전장비를 잘 구비하고 비상 구급장비를 반드시 챙기도록 하며 등산을 할 때 앞뒤 사람과 충돌하면 추락사고가 발생할 수 있으므로 앞뒤 간격을 일정하게 유지하며 산을 오르도록 한다.

또한 산행은 일찍 시작하고 해가 지기 1~2시간 전에 마치는 것이 좋다.

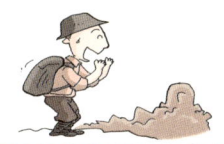

등산에 꼭 필요한 상식

산에 오를 때는

산행은 아침 일찍 시작하여 해지기 한두 시간 전에 마친다.

- 하루 8시간 이내 산행하고, 체력의 30%는 비축한다.
- 일행 중 가장 약한 사람을 기준으로 산행한다.
- 될 수 있으면 30킬로그램 이상의 짐을 지지 않는다.
- 배낭에는 기상이변 등을 대비 랜턴, 우의, 휴대전화(예비 축전지), 상비약품을 준비하고, 손에는 될 수 있으면 물건을 들지 않는다.
- 등산화는 발에 잘 맞고 통기성과 방수능력이 좋은 것을 신어주는 것이 좋다.
- 산행 중에는 한꺼번에 너무 많이 먹지 말고, 조금씩 자주 섭취한다.
- 산에서는 아는 길도 지도를 보고 확인해야 한다.
- 길을 잘못 들었을 때는 당황하지 말고, 아는 지나온 위치까지 되돌아가서 다시 위치를 확인한다.
- 등반로 외의 산행을 삼가고, 길을 잃었을 때에는 계곡을 피하여 능선으로 올라가야 한다.
- 등산화 바닥 전체로 지면을 밟고 안전하게 걷는다.
- 보폭을 너무 넓게 하지 말고 항상 일정한 속도로 유지한다.
- 발 디딜 곳을 잘 살펴 천천히 걷는다.
- 처음 몇 차례는 15~20분 정도 걷고 5분간 휴식하고, 차츰 30분 정도 걷고 5~10분간 휴식한 다음 산행에 적응이 되면 1시간 정도 걷고 10분간씩 규칙적으로 휴식하는 것이 바람직하다.

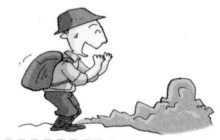
등산에 꼭 필요한 상식

- 산행 시에는 수시로 지형과 지도를 대조하여 현재 위치를 소방서에서 설치한 위치 판 고유번호와 함께 확인하는 것이 좋다.
- 내려갈 때는 자세를 낮추고 발 아래를 잘 살펴 안전하게 디뎌야 한다.
- 썩은 나뭇가지, 풀, 불안정한 바위를 손잡이로 사용하지 않는다.
- 급경사 등 위험한 곳에서는 보조 자일을 사용하는 것이 좋다.
- 산에서 캠핑할 때는 야생동물이나 곤충으로부터 피해를 당하지 않도록 주의하고, 뱀 등이 나타나면 절대로 공격을 하지 않는다.
- 계곡에서 캠핑할 때는 밤사이 집중호우가 내려 물이 갑자기 불어나면서 위험해질 수 있으므로 물 가까이 텐트를 치지 않는다.
- 물을 쉽게 구할 수 있고 바닥이 평평해야 하며, 뒤에 암벽이나 언덕이 없어 산사태 위험이 없는 곳에 텐트를 친다.
- 벌레에 물리면 비눗물로 즉시 씻고, 준비한 연고를 발라준다.

산행이나 야영 때 집중호우를 만나면

- 휴대용 랜턴, 라디오, 밧줄(로프), 구급약품 등을 준비해 두어야 한다.
- 호우주의보 발령 시 라디오에 귀를 기울여 기상상태를 주시한다.
- 기상관측에 잡히지 않는 기습 집중호우에 유의한다.
- 등산 중일 때에는 빨리 하산하거나 급히 높은 지대로 피신하되, 물살이 거센 계곡은 절대로 건너지 않는다.
- 야영 중에 물이 밀려들 때에는 절대로 물건에 미련을 두지 말고

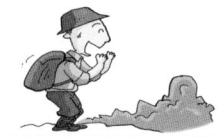 ## 등산에 꼭 필요한 상식

신속히 대피한다.
- 하천이나 섬에서 낚시하는 사람은 안전지대로 즉시 대피한다.
- 집중호우 시 나무로 만들어진 다리(교량)는 건너지 않는다.

등산, 여행에 꼭 필요한 응급처치 — 오른쪽 아랫배가 심하게 아플 때

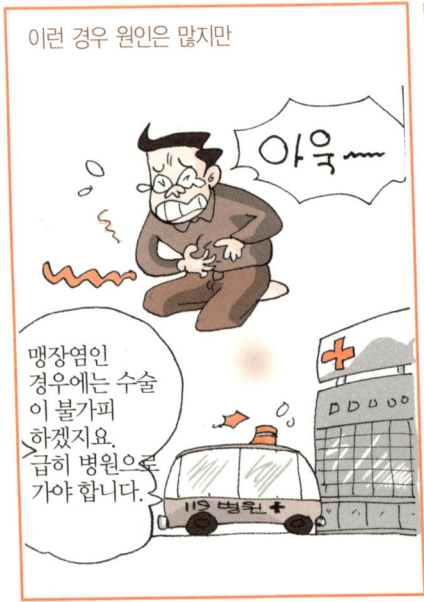
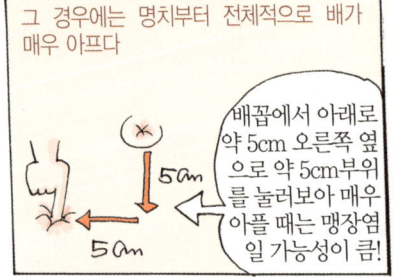
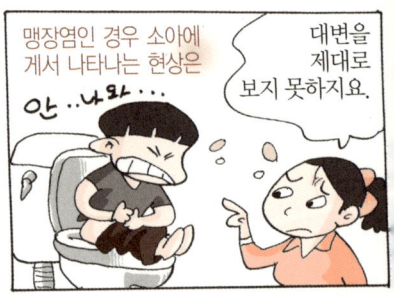
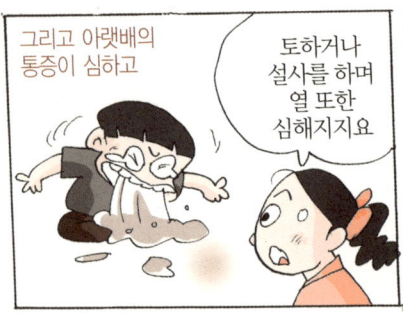
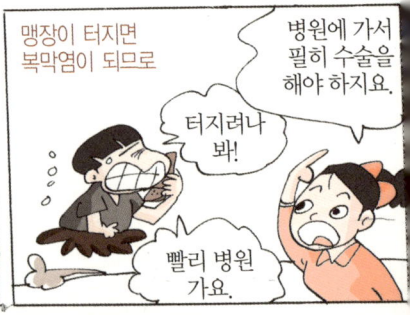
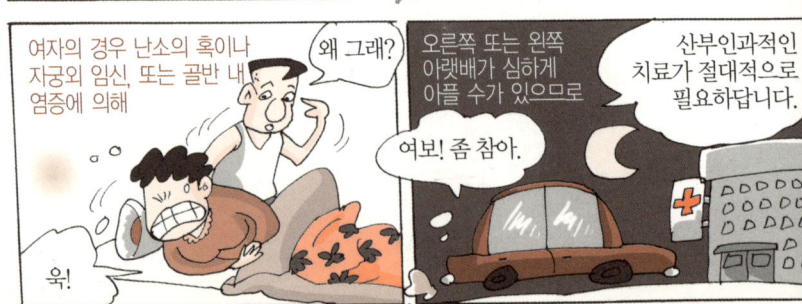

등산, 여행에 꼭 필요한
응급처치

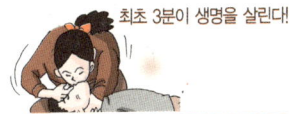
최초 3분이 생명을 살린다!

오른쪽 아랫배가 심하게 아플 때 응급처치 방법

오른쪽 아랫배가 아픈 원인은 많지만 맹장염인 경우에는 수술이 불가피하고 맹장이 터지면 복막염이 되므로 제일 중요한 것은 맹장염의 여부이다.

처음에는 명치가 아프거나 전체적으로 배가 아프다가 시간이 지나면서 오른쪽 아랫배가 아프며, 특히 배꼽에서 아래로 약 5cm, 오른쪽 옆으로 약 5cm 부위를 눌러보아서 아플 때는 맹장염의 가능성이 높으므로 아무것도 먹지 않고 빨리 병원에 가야 한다. 가정에서는 편히 쉬면서 아무것도 먹지 않는다.

또한 소아의 경우에는 대변을 잘 보지 못하여서 아픈 경우가 많으므로 대변을 잘 보았는지의 여부를 확인해보아야 한다. 그러나 통증이 심하게 계속될 경우, 토하거나 설사할 경우, 열이 심하게 나면서 기타 이상이 있을 경우에는 병원에 가 보아야 한다.

여자들은 난소의 혹이나 자궁외 임신, 또는 골반 내 염증에 의해서도 오른쪽 또는 왼쪽 아랫배가 심하게 아플 수 있으므로 산부인과적인 치료가 필요하기도 하다.

등산, 여행에 꼭 필요한 응급처치: 오른쪽 윗배가 심하게 아플 때

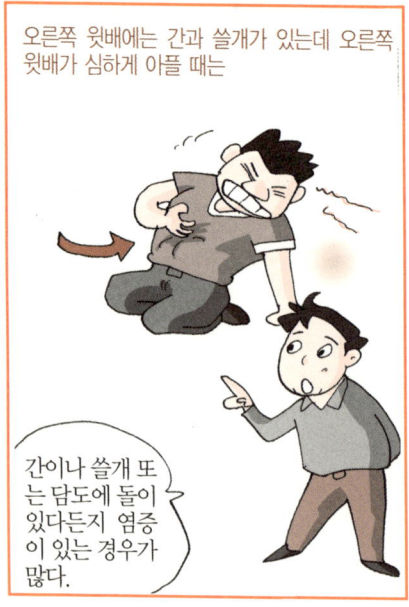

오른쪽 윗배에는 간과 쓸개가 있는데 오른쪽 윗배가 심하게 아플 때는

간이나 쓸개 또는 담도에 돌이 있다든지 염증이 있는 경우가 많다.

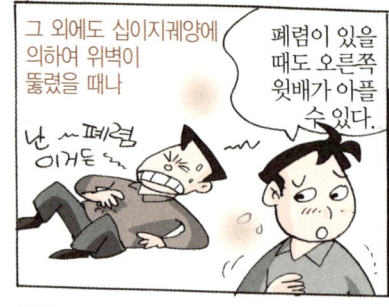

그 외에도 십이지궤양에 의하여 위벽이 뚫렸을 때나 폐렴이 있을 때도 오른쪽 윗배가 아플 수 있다.

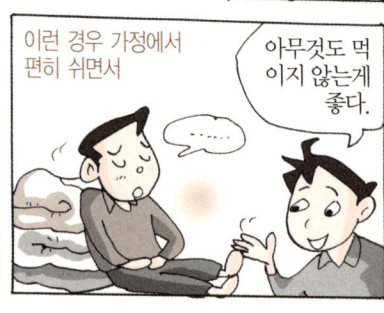

이런 경우 가정에서 편히 쉬면서 아무것도 먹이지 않는게 좋다.

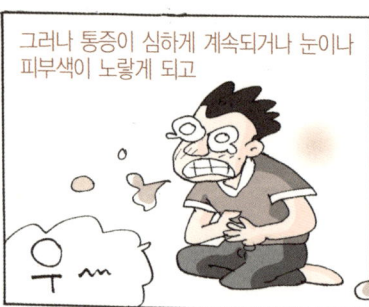

그러나 통증이 심하게 계속되거나 눈이나 피부색이 노랗게 되고

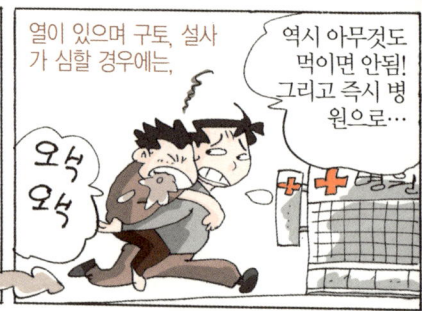

열이 있으며 구토, 설사가 심할 경우에는, 역시 아무것도 먹이면 안됨! 그리고 즉시 병원으로…

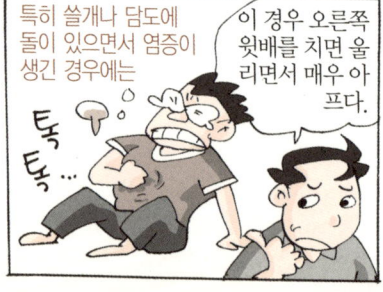

특히 쓸개나 담도에 돌이 있으면서 염증이 생긴 경우에는 이 경우 오른쪽 윗배를 치면 울리면서 매우 아프다.

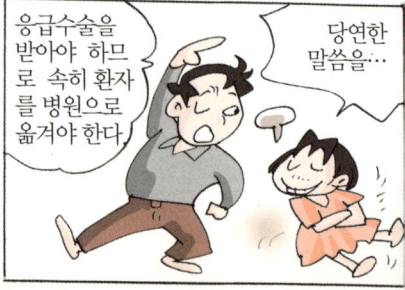

응급수술을 받아야 하므로 속히 환자를 병원으로 옮겨야 한다. 당연한 말씀을…

등산, 여행에 꼭 필요한 응급처치

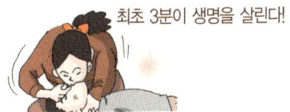
최초 3분이 생명을 살린다!

오른쪽 윗배가 심하게 아플 때 응급처치 방법

 오른쪽 윗배에는 간과 쓸개가 있다. 대개 오른쪽 윗배가 심하게 아플 때는 간, 쓸개 또는 담도에 돌이 있다든지 염증이 있는 경우가 많다. 그 외에도 위, 십이지장궤양에 의하여 위벽이 뚫렸을 때나 폐렴이 있을 때도 오른쪽 윗배가 아플 수 있다.

 일단 가정에서는 편히 쉬면서 아무것도 먹이지 않는 것이 좋다. 또한 오른쪽 윗배를 눌러보거나 살짝 때려 보아서 심하게 아픈 지의 여부를 보는 것이 좋다.

 그러나 통증이 심하게 계속되며, 눈이나 피부색이 노랗고 열이 있으며, 구토, 설사가 심할 경우에는 아무것도 먹지 말고 빨리 병원에 가야 한다. 특히 쓸개나 담도에 돌이 있으면서 염증이 생긴 경우에는(오른쪽 윗배를 치면 울리면서 아프다) 무척 심하게 아프며, 응급 수술을 받아야 하므로 빨리 병원에 가야 한다.

등산, 여행에 꼭 필요한 응급처치 : 피부 발진이 생기며 그 부위가 아플 때

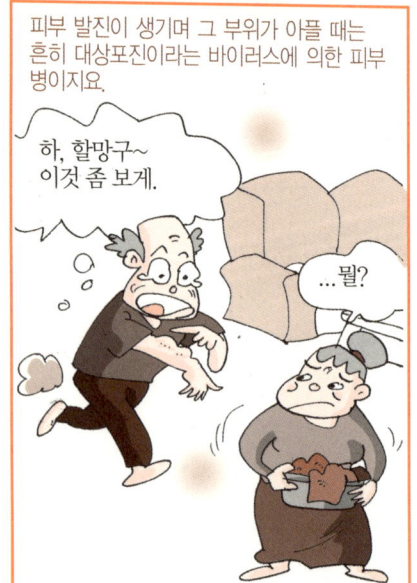

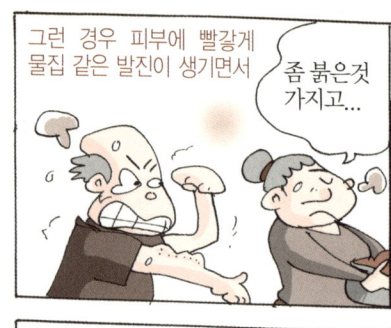

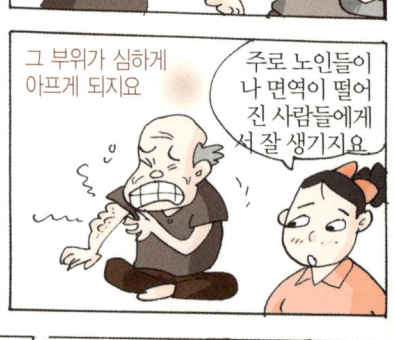

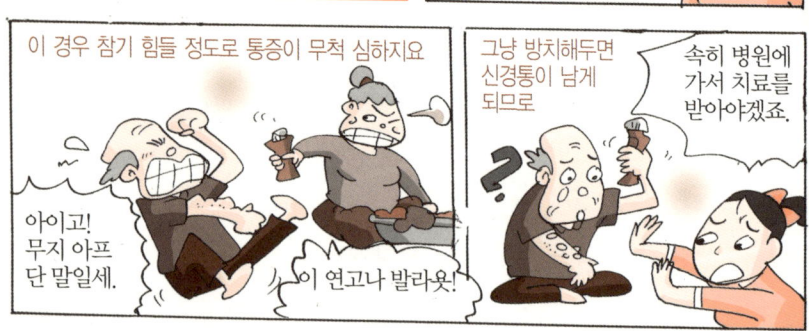

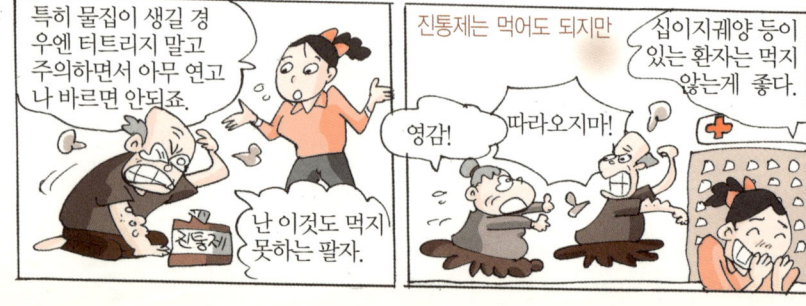

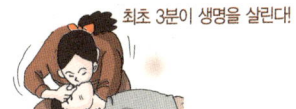

피부 발진이 생기며 그 부위가 아플 때 응급처치 방법

 대상포진이라고 하는 바이러스에 의한 피부병이 생기면 빨갛게 물집 같은 발진이 생기면서 그 부위가 심하게 아프게 된다. 주로 노인들이나 면역이 떨어진 사람에게서 잘 생기며 통증이 무척 심하여 참기가 힘들다. 빠른 시기에 올바른 치료를 하여야만 뒤에 신경통이 남지 않게 되므로 빨리 병원에 가야 한다.
 가정에서는 물집을 터트리지 않도록 주의하고 깨끗하게 하며 아무 연고나 함부로 바르지 않도록 하여야 한다.
 진통제는 먹어도 되지만 위, 십이지장 궤양 등이 있는 환자는 주의하여야 한다.

등산, 여행에 꼭 필요한 응급처치 갑자기 토할 때

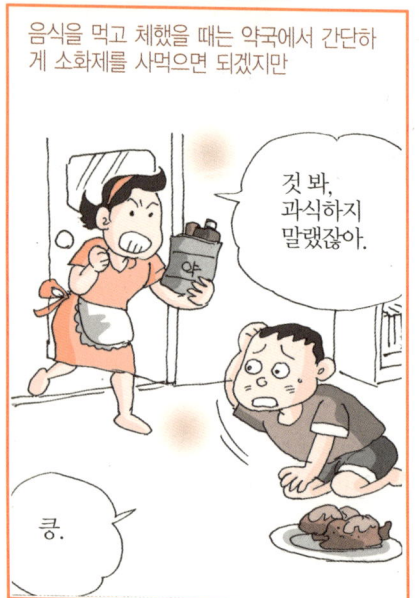
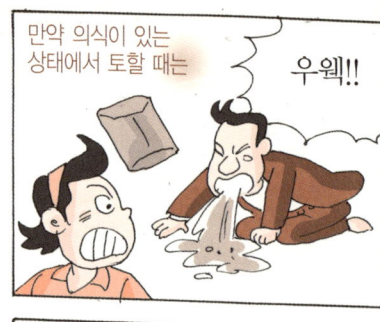
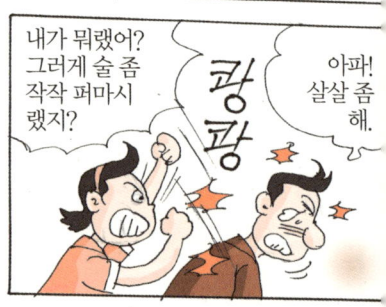
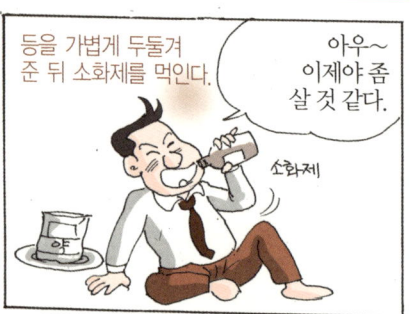
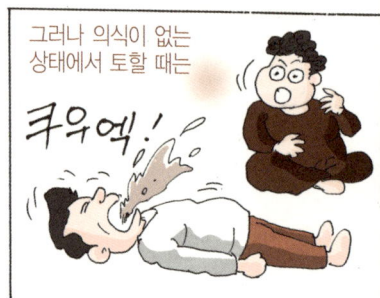
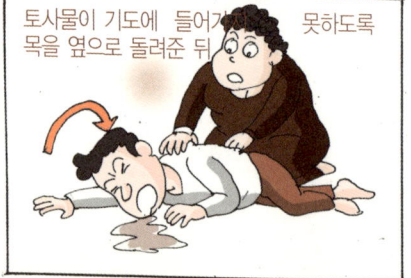
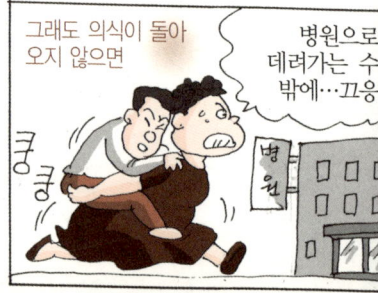

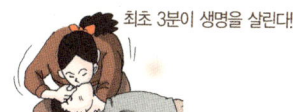

토할 때의 응급처치 방법

의식이 있을 때 토하면은 가볍게 등을 두드려준다.
의식이 없을 때에는 토사물이 기도로 들어가지 못하게 목을 옆으로 돌려주어야 한다.

등산, 여행에 꼭 필요한 응급처치 — 허리나 옆구리가 심하게 아플 때

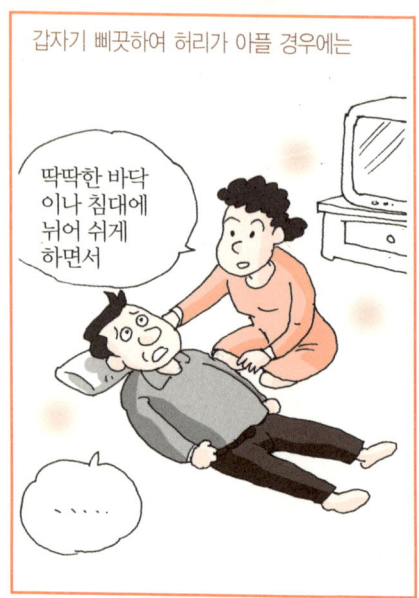

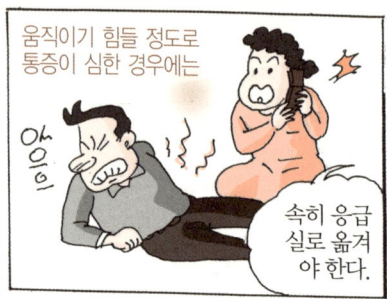

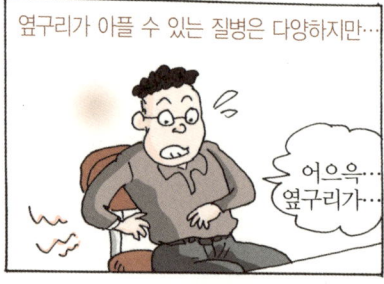

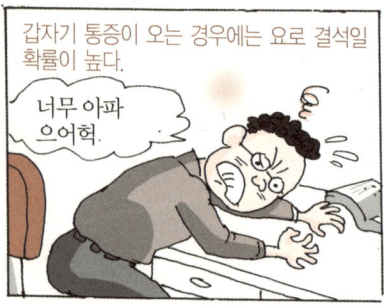

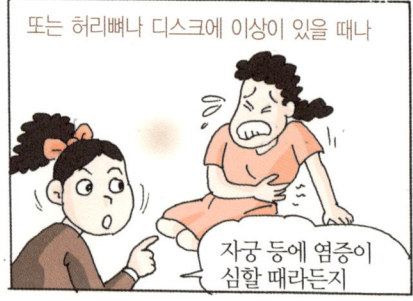

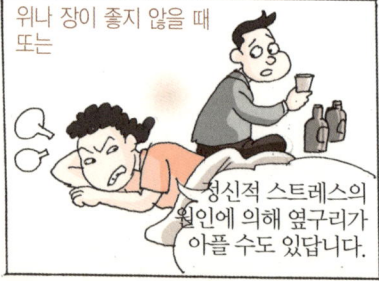

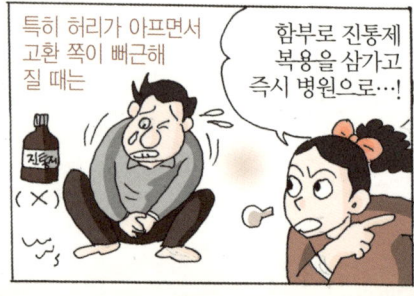

등산, 여행에 꼭 필요한 응급처치

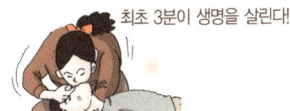

최초 3분이 생명을 살린다!

허리나 옆구리가 심하게 아플 때 응급처치 방법

허리뼈나 디스크에 이상이 있을 때, 자궁 등에 염증이 심할 때, 위나 장이 좋지 않을 때, 또는 정신적인 스트레스 등 여러 가지 원인에 의하여 허리가 아플 수 있다.

갑자기 삐끗하여 허리가 아플 경우에는 딱딱한 바닥이나 침대에서 편히 누워 쉬며, 계속 심하게 아프거나 움직이기 힘들 경우에는 병원에 가야 한다. 진통제는 먹어도 되지만 위, 십이지장 궤양 등이 있는 환자에게는 주의하여 함부로 먹지 않도록 한다.

옆구리가 아플 수 있는 질병은 다양하지만 그 중 갑자기 아플 수 있는 질병 중에 중요한 것은 요로결석증이다. 신장결석이나 요로결석, 방광결석과 같이 신장 계통의 기관에 돌이 생겼을 때는 평소에 괜찮다가 갑자기 심하게 옆구리가 아프면서 옆구리를 치게되면 울리면서 심하게 아프다. 이때는 통증이 극심하여 가정에서의 처치는 불가능하며 빨리 병원에 가서 진통을 시키는 것이 필요하다.

그외 구토가 심하고, 고환 쪽이 같이 아플 때에도 빨리 병원을 가보아야 한다.

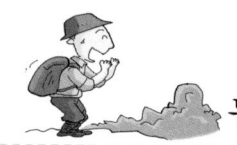# 등산에 꼭 필요한 상식

하산 길 부상 막는 8가지 방법

등산은 오르기 힘들고 내려오기 쉬울 것 같지만 사실은 반대다. 하산 길을 지친 뒤 내려오고 또 다른 근육은 오를 때보다 내려올 때 더 부상당하기 쉬운 구조로 돼 있기 때문이다. 보람찬 산행을 망치지 않고 안전하게 하산하는 요령 8가지를 알아본다.

▽무릎보호대 필수, 깔창은 선택

하산할 때 발목과 무릎에 전해지는 압력은 체중의 3배. 여기다 배낭 무게까지 더하면 상당한 부담이기 때문에 무릎 보호에 특히 신경 써야 한다. 무릎보호대는 하산할 때 무릎 관절을 잡아줘 무릎 연골과 십자인대의 손상을 줄여준다. 무릎이 아프지 않더라도 착용하는 게 좋지만 정 거추장스럽다면 통증이 있는 한 쪽만이라도 착용해야 한다.

깔창은 발바닥 피로를 줄여준다. 실리콘, 폴리우레탄 등 재질 깔창이 충격 흡수를 잘 한다. 평발인 사람에게 특히 필요하다. 깔창이 없다면 두꺼운 양말을 신어 쿠션 역할을 지원한다.

▽스틱 길게 잡아야

스틱은 하중의 30% 정도를 팔로 분산시켜 체력 소모와 무릎 부담

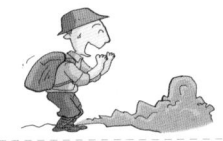

등산에 꼭 필요한 상식

을 줄여준다. 몸의 균형을 잡는 데도 도움이 된다. 스틱은 평지에서는 팔꿈치가 90도 정도가 되도록, 오를 때는 짧게, 하산할 때는 길게 조정해 쓴다.

▽신발 끈은 발목 부분을 잘 묶어야

하산할 때는 등산화 끈을 전체적으로 단단하게 묶어주되 발목 부분을 특히 잘 고정시켜야 한다. 발목 부분이 느슨하면 발을 땅에 디딜 때 발이 앞쪽으로 쏠리면서 발가락 끝에 압력이 가해진다. 또 발목이 고정되지 않아 발이 신발 안에서 앞뒤로 움직이면 마찰로 물집이 생긴다. 하산할 때는 다리에 피로가 누적된 상태여서 발목을 잡아주지 못하면 발목이 삐는 등 부상을 입을 수 있다. 올라갈 때는 발목 관절이 자유롭게 움직여야 하므로 발목보다 발등 부분을 잘 묶어줘야 한다.

▽돌-바위 안 밟고 나뭇가지 안 잡기

산에서 내려올 때 나뭇가지에 의지하려는 사람이 많다. 그러나 부실한 나뭇가지를 잡으면 추락 위험이 있으므로 나뭇가지에 체중을 의지하면 안 된다. 정 힘들면 나뭇가지를 주워 스틱 대신 사용해 체중을 분산시킨다. 또 돌이나 바위를 함부로 밟으면 미끄러질 수 있으므로 돌, 바위가 없는 부위를 골라 밟는다.

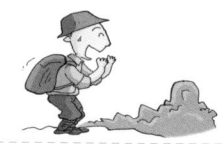
등산에 꼭 필요한 상식

▽절대 뛰지 않는다

체력이 남았다고 생각되거나 또는 일행에 뒤쳐졌을 때는 마음이 앞서 뛰기 쉽다. 하산 길에서 뛰다가는 무릎과 척추에 심한 손상을 받을 수 있다. 뛰지 말고 빨리 걷도록 한다.

▽자갈-계곡 길 피해야

자갈길 또는 계곡 바위 길에선 발목을 삐거나 관절에 부담을 주기 쉽다. 이끼에 미끄러져 낙상을 당할 수도 있다. 관절염이 있거나 골다공증이 있는 중년 여성은 평탄한 코스를 선택한다.

▽뒤꿈치 들고 부드럽게 지면 디뎌야

하산 때 걸음걸이는 뒤꿈치를 들고 보행하듯이 최대한 부드럽게 지면을 디뎌 다리의 하중이 직접 대퇴부 고관절에 전달되지 않도록 한다. 뒤쪽 다리의 무릎을 평소보다 약간 더 구부리면 앞쪽 다리의 부담이 줄어든다. 오르막에서는 보폭을 평지보다 약간 좁힌다.

▽체력은 70~80%까지만

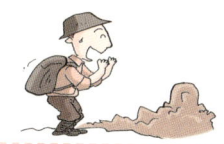 **등산**에 꼭 필요한 **상식**

안전한 등산을 위한 준수 사항

- 음주 금지
- 등산화, 방한복, 스틱 등 충분한 준비물 갖추기
- 체력에 맞는 등산코스 선택하기
- 인적이 드문 곳에 혼자 다니지 않기
- 자신의 몸 상태에 맞춰 충분한 휴식을 취하면서 걷기
- 고혈압이나 기타 심혈관 계통의 병이 있는 사람은 사전에 의사의 조언을 구할 것. 산을 잘 탄다고 자신하는 사람일수록 인대를 혹사시키기 쉽다. 따라서 하산을 마칠 때까지 소모되는 체력이 70~80% 수준을 넘지 않도록 체력을 안배해야 한다.

전국주요병원 응급실

서울특별시 (02)
가톨릭대학교 강남성모병원(서초) 590-1632, 8
가톨릭대학교 성모병원(영등포) 3779-1188
가톨릭대학교 성바오로병원(동대문) 958-2340
강남고려병원(관악) 874-8001 (교870)
강동가톨릭병원(강동) 480-2890
강북삼성병원(종로) 2001-1000
건국대학교 민중병원(광진) 450-9777, 8
건양병원(영등포) 2639-7911
경원대학교 한방병원(송파) 425-3456
경희대학교 부속병원(동대문) 958-8282
고려대학교 구로병원(구로) 818-6281
고려대학교 안암병원(성북) 920-5373~4
국립경찰병원(송파) 3400-1300
국립의료원(중) 2260-7414~5
대림성모병원(영등포) 829-9129 (교129, 139)
대한병원(강북) 903-3231 (교118, 9)
덕산병원(구로) 2610-2992
동부시립병원(동대문) 2290-3752
동부제일병원(중랑) 490-8880
동신병원(서대문) 396-9161 (교110, 1)
명지성모병원(영등포) 829-7800
방지거병원(광진) 450-0114 (교119)
삼성서울병원(강남) 3410-2060
삼성제일병원(중) 2000-7119
성베드로병원(강북) 981-5163 (교103)
서부병원(은평) 359-2821
서안복음병원(양천) 2604-7551 (교123)
서울강남병원(서초) 3480-6119
서울기독병원(중랑) 4900-5000
서울대학교병원(종로) 760-2473
서울성심병원(동대문) 966-1616 (교251)
서울위생병원(동대문) 2210-3566
서울적십자병원(종로) 2002-8888
성애병원(영등포) 840-7115
세란병원(종로) 737-0181 (교200)
소화아동병원(용산) 705-9119
순천향대학교병원(용산) 709-9117~9
시립보라매병원(동작) 840-2159
신라병원(노원) 941-0181 (교118)
아산재단 금강병원(용산) 799-5500
아산재단 서울중앙병원(송파) 2224-3333
연세대학교 세브란스병원(서대문) 361-6657, 54
연세대학교 강남세브란스병원(강남) 3497-2323
오산당병원(서초) 520-8888, 9
원자력병원(노원) 976-3263
을지병원(노원) 970-8282
이화여자대학교 동대문병원(종로) 760-5119
이화여자대학교 목동병원(양천) 650-5119
인제대학교 상계백병원(노원) 950-1119
인제대학교 서울백병원(중) 2270-0119
잠실병원(송파) 414-7751 (교119)
제성병원(양천) 2644-1313 (교101)
중앙대학교 부속병원(중) 2260-2222
중앙대학교 용산부속병원(용산) 748-9700
지방공사 강남병원(강남) 3430-0570
차병원(강남) 3468-3060
청구성심병원(은평) 353-5511 (교271, 272)
충무병원(영등포) 678-0041
하병원(영등포) 832-0151 (교111)
한국병원(종로) 763-2379
한국보훈병원(강동) 2225-1100
한라병원(광진) 461-1290
한림대학교 강남성심병원(영등포) 829-5119
한림대학교 강동성심병원(강동) 2224-2358
한림대학교 구로성심병원(구로) 2067-1515
한림대학교 한강성심병원(영등포) 2639-5555
한양대학교병원(성동) 2290-8282~3
한일병원(도봉) 901-3000
혜민병원(광진) 4536-119
홍익병원(양천) 2600-0777
희명병원(금천) 809-0122

부산광역시 (051)
고신대학교 복음병원 240-6200, 254-8200

광혜병원 503-2111 (교1127/8)
대동병원 554-1233
동래봉생병원 520-5600, 5700
동아의료원 240-5580~2
동의의료원 867-5173
메리놀병원 461-2300
부산대학교병원 240-7501~2
부산보훈병원 328-7555
부산위생병원 600-7750~1
부산해동병원 410-6688, 6699
사하중앙병원 293-7766 (교220)
삼선병원 310-9109
성분도병원 466-7001~9 (교275)
세강병원 750-1119
세웅병원 523-1039 (교123)
영도병원 419-7575
인제대학교 부산백병원 890-6222
일신기독병원 630-0415
재해병원 623-0121~5 (교222)
지방공사 부산의료원 850-0333~4
침례병원 580-1000, 580-1212, 13
한미병원 510-0119~20
해동병원 410-6699, 6688
해운대 성심병원 747-5600, 741-6783

인천광역시 (032)
가천의대 길병원 460-3011
가톨릭 성모자애병원 510-5544
남동길병원 814-9011
동인천길병원 764-9020
부평안병원 509-5777
성민종합병원 582-0119
인천기독병원 764-6017
인천사랑병원 425-2001 (교129)
인천적십자병원 818-8525
인천중앙길병원 460-3011, 2
인하대학교병원 890-2301

대구광역시 (053)
가야기독병원 621-6565, 620-9490
경북대학교병원 420-5100
경산대 한방병원 770-2110
계명대학교 동산병원 250-7167, 7177
곽병원 605-3333
구병원 560-9119
대구가톨릭대학병원 650-4191
대구가톨릭병원 626-5301
대구보훈병원 630-1008
대구파티마병원 940-7119
동서종합병원 655-0300
성심병원 623-2111 (교230)
세강병원 620-6109
영남대학교병원 620-3191~2
지방공사 대구의료원 560-7288
현대병원 764-2000

광주광역시 (062)
광주기독병원 650-5300
광주녹십자병원 224-0671
광주보훈병원 650-6114
남광병원 371-0061~9
동광주병원 260-7000
서남대학교 남광병원 371-0070~2
원광대학교 광주병원 670-6700
원광대학교 광주한방병원 670-6500
전남대학교 병원 220-5114
조선대학교 광주 기독교병원 650-5000
호남병원 950-9119

대전광역시 (042)
가톨릭대학교의대 대전성모병원 220-9676
건양대학교병원 600-9119
대전대학교 부속한방병원 229-6911, 6926
대전선병원 220-8129

대전성심병원 525-0711 (교200)
시립정신병원 823-9101, 823-4401
을지의과대학 부속병원 259-1258~60
충남대학교병원 220-7200

울산광역시 (052)
울산대학교병원 250-7110, 7119, 8119
동강병원 241-1190
백천병원 259-7241, 2
울산병원 259-5119

경기도 (031)
가톨릭대학교 성가병원(부천) 032-340-2100
가톨릭대학교 성빈센트병원(수원) 249-7364~7
가톨릭대학교 의정부성모병원 820-3400
경희분당차병원 780-5840
고려대학교 안산병원 412-5381
광명성애병원 02-680-7114, 5 (교1)
국민의료보험공단 일산병원 900-0119
기독제일병원(부천) 032-653-2111
박애병원(평택) 658-0334
부천대성병원 032-610-1100
분당제생병원 779-0119
산재의료관리원 안산중앙병원 400-3333, 406-2991 (교1)
성남병원 751-1115
성남중앙병원 743-3001 (교806)
성모병원(성남) 716-7335
세종병원(부천) 340-1119
수경의료재단 서울병원(오산) 032-375-0081 (교221)
아주대학교병원(수원) 219-6005
안양병원 467-9119
양평 길병원 774-5700 (교119)
연세대학교 용인세브란스병원 336-8736
원광대학교 군포병원 390-2300
의정부순천향병원 856-8112, 842-1211
인제대학교 일산백병원 901-0114
인하대학교 인하병원(성남) 720-5555, 6
지방공사 금촌의료원(파주) 940-9119, 9129
지방공사 수원의료원 257-4141~9
지방공사 안성의료원 674-7521~4 (교1)
지방공사 의정부의료원 828-5119
지방공사 포천의료원 539-9119, 9129
평촌중앙병원(안양) 387-0114
한림대학교 성심병원(안양) 380-4129
한성병원(안양) 452-0012~5 (교201)
한양대학교 구리병원 560-2050, 1
해창의료재단 신천병원(의정부) 871-8200 (교139/140)

강원도 (033)
고려병원(강릉) 647-7582, 646-0119
연세병원(정선) 590-2500
동인병원(강릉) 652-8275
산재의료관리원 태백장성병원 580-3119
아산재단 강릉병원 610-3333
아산재단 홍천병원 430-5119, 430-5151 (교1)
연세대 원주의대 원주기독병원 741-1641~3
영동병원(동해) 531-3009
인애병원(양구) 482-2128, 9
지방공사 강릉의료원 610-1234, 1453~5
지방공사 삼척의료원 572-1141
지방공사 속초의료원 632-6822, 632-6071 (직)
지방공사 영월의료원 370-9129
지방공사 원주의료원 760-4701
지방공사 강원대학교병원 258-2350, 258-2245
철원길병원 450-3300
한림대학교 춘천성심병원 252-9970, 252-9971 (직)
현대병원(강릉) 646-5211

충청남도 (041)
단국대학교 의료원(천안) 550-6840, 6843
대전대학교 천안한방병원 560-8787
백제병원(논산) 733-2191, 733-0007 (직)
순천향대학교 천안병원 570-2119
아산재단 보령병원 930-5333/5119
지방공사 공주의료원 850-5262
지방공사 서산의료원 661-6119
지방공사 천안의료원 570-7247
지방공사 홍성의료원 630-6119
천안충무병원 570-7519
한서대학교 한방병원 660-1818

충청북도 (043)
건국대학교 청주의료원 279-2320
음성성모병원 871-0128, 9
제천병원 649-6119
제천서울병원 642-7606 (교133)
지방공사 청주의료원 279-2320, 1
지방공사 충주의료원 841-0129(직), 841-014 (교4)
청주병원 220-1299
청주성모병원 212-5000 (교360)
충북대학교 병원(청주) 269-6993
한국병원(청주) 222-6177

경상북도 (054)
경산동산병원 053-811-2101
경산병원 053-812-1119
계명대학교 경주동산병원 770-9420~1
구미차병원 450-9723
동국대 경주한방병원 770-1200
동국대학교 경주병원 770-8306, 7
동국대학교 포항병원 281-7575, 288-7179
문경제일병원 550-7777~8
순천향구미병원 463-7151 (교250), 463-7171
아산재단 영덕병원 730-0119
안동병원 820-1119
안동성소병원 850-8282
지방공사 안동의료원 851-5555, 6
지방공사 포항의료원 247-0551
포항기독병원 289-1711
포항성모병원 289-4658, 9
한동대학교 포항선린병원 245-5109/5200

경상남도 (055)
거제기독병원 632-4820
경남밀양병원 359-3600
경상대학교병원(진주) 750-8282~3
김해복음병원 320-7118
동마산병원 290-5000, 5005
마산삼성병원 290-6111, 2
마산통합병원 271-9763
마산파티마병원 245-8100 (교221)
밀양영남병원 354-8101~4
반도의료재단 반도병원(진주) 749-0200, 0228
산재의료관리원 창원병원 280-0400
새성모병원(마산) 249-7777, 8
신동병원(김해) 330-8080
양산삼성병원 384-9901/9 (교119, 120)
옥포거제병원 680-1234
제일병원(진주) 750-7119
지방공사 마산의료원 249-1119
지방공사 진주의료원 740-8281, 8291
진주고려병원 751-2525, 6

전라북도 (063)
부안성모병원 581-5100
신영동병원(전주) 230-3011
아산재단 정읍병원 530-6129
원광대학교병원(익산) 850-1350

전북대학교병원(전주) 250-1275
전주병원 220-7280
전주예수병원 230-8119
지방공사 군산의료원 441-1194~6
지방공사 남원의료원 620-1119

※ 편집 과정상 확인하지 않고 수록하였기에 전화 번호가 바뀐 병원이 있음을 알려드립니다.

전라남도 (061)
고흥제일병원 830-3119
나주병원 330-6112~3
대송의료재단 무안병원 450-3119
목포가톨릭병원 270-1184, 5
목포성심병원 278-7575 (교113)
산재의료관리원 순천병원 720-7119, 720-7575 (교119)
성가롤로병원(순천) 720-6119, 20
성심병원(여수) 650-8200, 8220, 651-4709
순천금당병원 720-3600, 3555
순천중앙병원 749-5119, 743-9021
순천한국병원 740-5119, 5129
아산재단 보성병원 850-3119, 850-3114 (교119)
영광병원 353-8129, 8282
장흥병원 860-1119
전남병원(여수) 640-7118~9
조선대학교 광양병원 798-7114
지방공사 강진의료원 430-1109
지방공사 목포의료원 270-6136
지방공사 순천의료원 759-9119, 29
한국병원(목포) 270-5666(직), 270-5500 (교1)
해남병원 530-0119, 29

제주도 (064)
중앙병원(제주) 720-2010
지방공사 서귀포의료원 730-3108, 9
지방공사 제주의료원 750-1240
한국병원(제주) 750-0119_0160
한라병원(제주) 740-5158, 740-5000 (교2)